痛みがすーっと消える

魔法のひざ体操

簡単エクササイズで長年の悩みが解消

苑田会人工関節
センター病院長
杉本和隆

幻冬舎

はじめに

肩こり、腰痛、ひじや背中の痛み――。年齢とともに、長い年月を経ての不具合か、体のあちこちに痛みが生じるものです。その中で一番つらいといわれるのが、ひざ痛です。腰や肩の痛みなら多少我慢したり、ゆっくり動かすなどして痛みを逃がしながら、不自由ながらも生活を送ることができます。でも、ひざに痛みが生じてしまうと、生活の基本となる「立つこと」「歩くこと」が困難になってしまいます。

古代ギリシャにおいて「病は神々の与えた罰ではなく、環境や食事、そして生活習慣によって起きる自然のもの」と説き、のちに「医学の父」と呼ばれたヒポクラテス。彼が残した、健康のために心がけるべきことについての著述のうち、その4

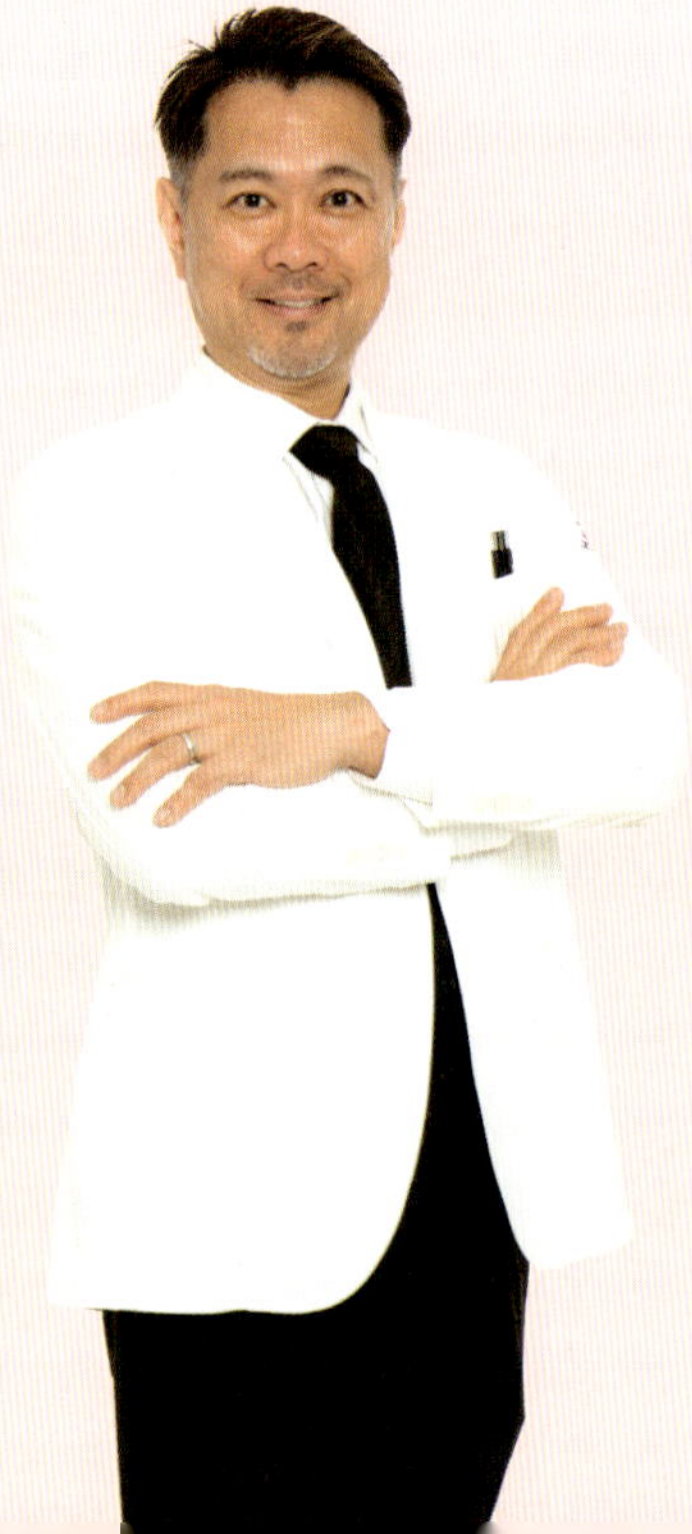

分の1を占めるのが「歩くこと」についてです。つまりMRIもCTスキャンもない紀元前から「歩くことは健康にいいことだ」と認識されていたということです。

人間の体は歳《とし》を重ねるごとに代謝が落ちていき、歩かなくなると、さらに代謝は落ちてしまいます。代謝が落ちると、循環器の働きが弱くなり、たとえば血圧が上がりやすくなったりすることがあるのです。また、血糖の管理がうまくできない体は糖尿病になりやすく、いったん糖尿病になってしまうと、そこから肝臓、腎臓、血管など、すべてが蝕《むしば》まれてしまうという、負のスパイラルに陥ります。

もしあなたが選ぶとしたら、体を動かさないままに、飲まなければならない薬や痛みがどんどん増えていく生活と、歩いたり体を動かしたりすることで、薬を飲まず、好きなものが食べられる生活、どちらでしょうか？　私は絶対に後者を選ぶべきだと思います。

運動と聞いて、「それができていればひざなど痛くならないよ」と思う方も多いかもしれません。でも、今すぐスポーツジムに入会してください、という話ではありません。この本では、テレビを見ながらできる体操や、仕事の合間にイスに座ったままできる体操を紹介しています。そもそも運動には有酸素運動と無酸素運動があります。ジムでのマシントレーニングなど、筋肉をきたえるために行う運動は無酸素運動です。高齢者にこれを勧めても難しいでしょう。そして、基礎代謝や血液の流れを上げ、いわゆる健康な体を目指すために行うのは有酸素運動です。では、何が有酸素運動かというと、一番身近なものは「歩くこと」、もしくは「泳ぐこと」です。本書では、できるだけ毎日負担なくできる運動をご紹介しています。どれも、人工関節手術などを受けた患者さんのリハビリでも行われている運動です。

ひざには「骨」「靭帯《じんたい》」「半月板」「軟骨」があり、ひざの痛みはこの4つのうちのどこかで生じているものです。ひざが安定しているときは、この4つが正しく機能しているので、痛みは起こりません。本書で紹介する体操を行えば、ひざ関節の変形を防ぎ、この4つが正しく機能し、「丈夫なひざ」を作ることができます。間違った運動をしないためにも、ひざの痛みに悩んだ折にはページをめくって参考にしてみてください。さらにいえば、この本に書いてあることを日々実践すれば、今あるひざ痛は、かなりよくなります。そして何より、ひざ痛が起きない体になれるのです。

何歳になっても自分の足でしっかり歩き、思い通りの人生を送れるなら、これほど幸せなことはありません。そういった体でいるため、痛みの起きない安定したひざであるため、ぜひとも本書を活用してください。

苑田会人工関節センター病院 病院長 杉本和隆

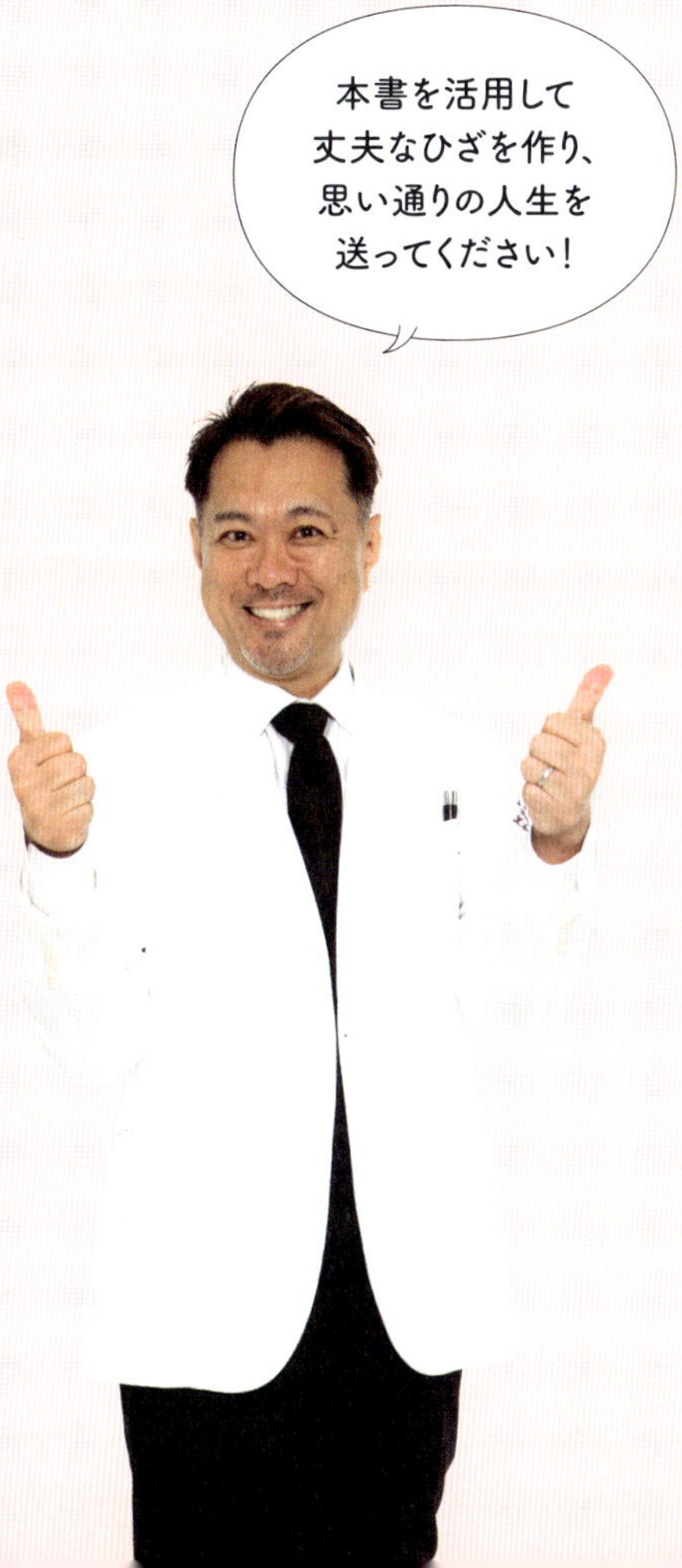
本書を活用して
丈夫なひざを作り、
思い通りの人生を
送ってください！

目次

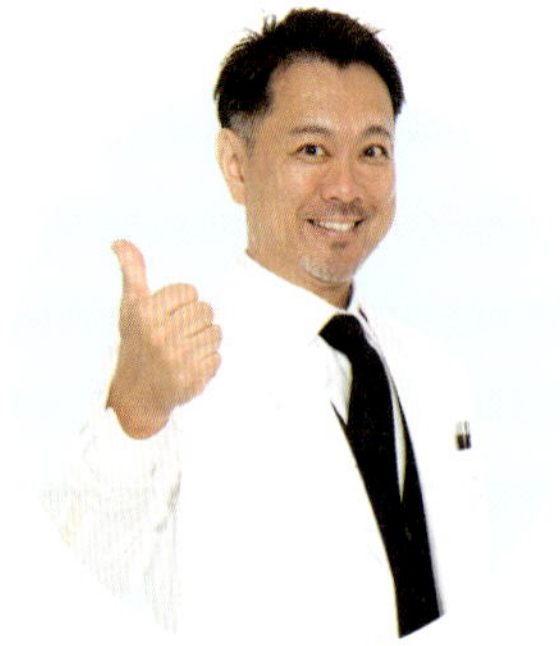

第1章

ひざ痛は自分で治せる

第2章

ひざ痛と筋肉の関係

第3章

基本のひざ体操

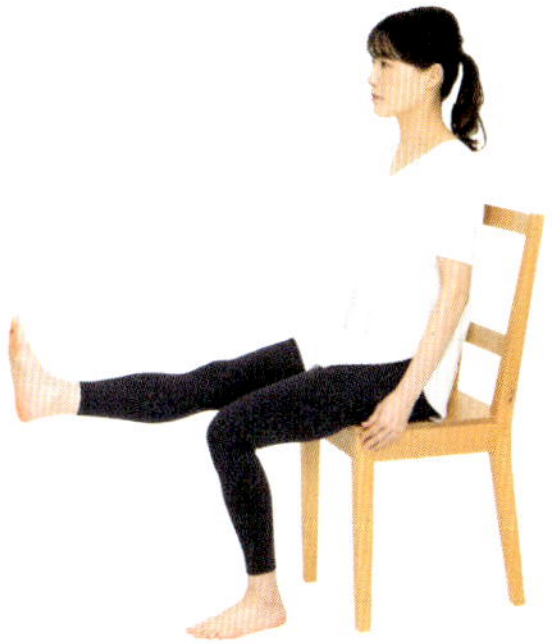

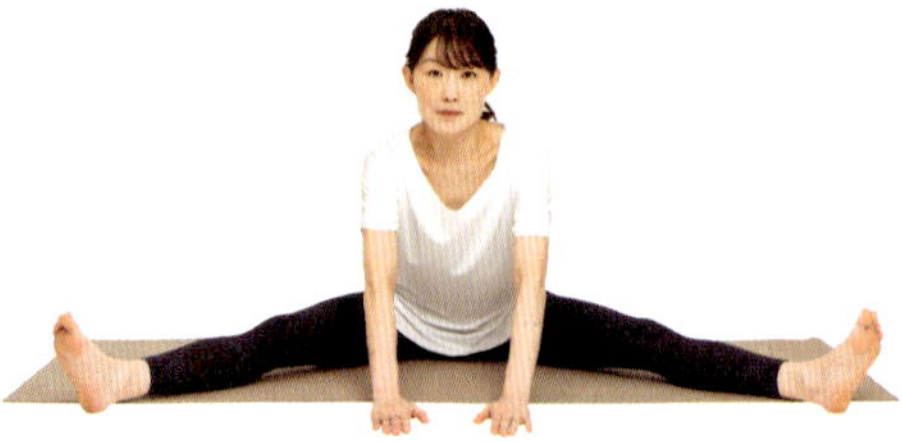

第4章

もっと生き生き！ひざ体操

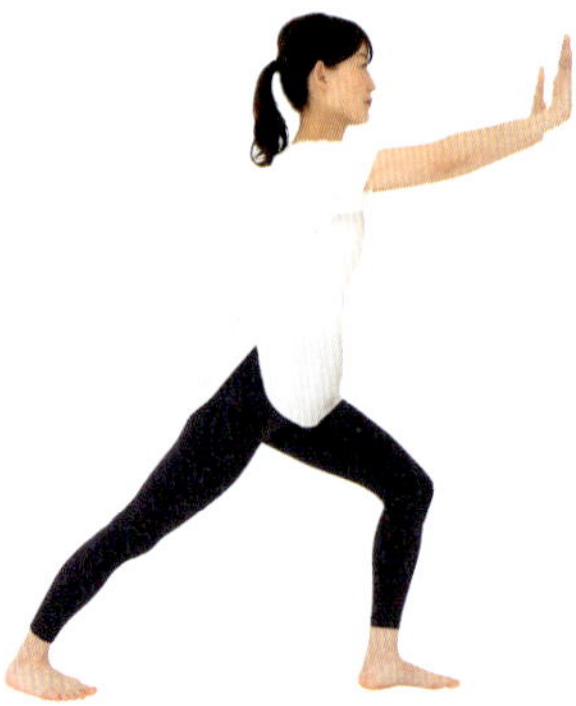

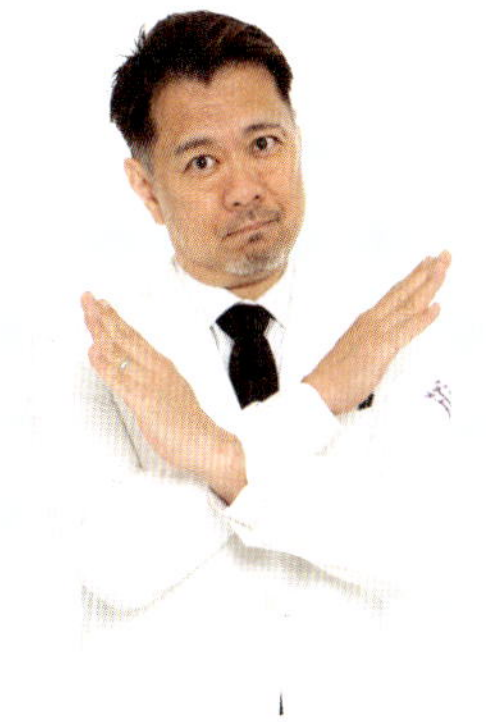

第5章

あなたは知ってる？ ひざ痛の誤解

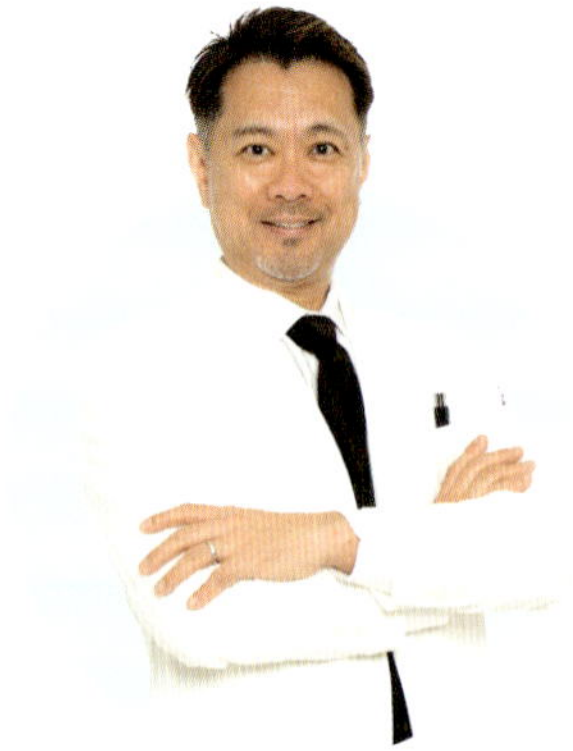

第6章 人工関節手術の最新事情

第1章

ひざ痛は自分で治せる

多くの中高年が抱えている、つらい〝ひざ痛〟の悩み。ひざは平均60歳くらいで壊れ始めることがわかっていますが、早めの治療や運動によって長持ちさせることができます。

ひざ関節の平均寿命は60年

ひざの痛みは本当につらいものです。ひざ痛は多くの中高年が抱える悩みであると同時に、そのほとんどの人が痛みをゼロにすることを諦めています。ひざ痛の多くは「変形性ひざ関節症」と呼ばれる症状です。変形性ひざ関節症は読んで字のごとく、ひざ関節の変形が原因で起きる病気です。本来関節というのは、骨と軟骨、そして骨と骨をつなぎ止める線維《せんい》組織である靭帯といった〝部品〟で構成されています。これらが経年劣化ともいうべき状態で壊れていくのが、関節の変形です。そして壊れた部分が神経などを刺激することで、痛みが生じてしまうのです。では、ひざは生まれてからいったい何年で壊れてしまうのでしょうか？

トライボロジーという、２つの物体が触れ合う相対運動を行った場合に起きる、磨耗や損傷などについて研究する学問があります。生体に関しても同じ研究があり、こちらはバイオトライボロジー、臨床バイオメカニクスと呼ばれ、私が専門とする人工関節の技術やデザイン、そして設計にも関わっています。仕事柄、こういった研究をする方々と話をする機会があるのですが、彼らにいわせると「人間のひざは、実に不思議な要素がたくさんある部位」なんだそうです。

そのひとつがひざ関節の軟骨。軟骨とはひざ関節の骨と骨が直接当たらないようにするクッションともいうべき役割を担う組織です。実はこの軟骨には血管がないのです。人間の体には組織のどこかが傷ついたら、血液によって組織を修復する物質が運ばれ、傷が治っていくという仕組みがあります。でも**軟骨には、その血管が存在せず血液が流れていないので、自己修復ができません。つまり軟骨は一度傷つくと、すり減ってしまうのです**。経年劣化で軟骨が磨耗してすり減ったことで、本来は触れ合わないひざ関節の骨と骨が直接当たり、強い痛みが生じるようになります。

そうした**ひざ関節の構造的な特性を考えると、ひざは60年で壊れ始めます**。ひざの使い方により個人差はあるものの、神様はみな平等に、ひざが60年しか持たないように人間の体を作ったのです。アスリートのように若いときからひざを酷使すると40～50代で壊れ始めることもあれば、ひざに負担をかけずに過ごしている人は、60代でも痛みがないままのこともあります。ただ、これだけはいえます。私たちが思う以上に、誰でも遅かれ早かれひざの痛みは出る、ひざは長持ちしないということです。

ひざは坂道を転がるように壊れていく

変形性ひざ関節症は、痛みの度合いや症状、ひざ関節の変形の進み具合などによって〝初期〟〝中期〟〝末期〟に分けられます。〝初期〟の特徴は、床やイスから立ち上がるとき、歩き始めるときにひざに痛みを感じることです。これは〝スターティングペイン〟と呼ばれ、歩いているうちに、また立ち上がってしばらくすると、痛みを感じなくなります。〝中期〟になると、歩いているとき、立っているときに、ずっと痛みを感じるようになります。また階段の上り下りなど、ひざに負荷がかかる動作が難しくなってきます。ひざが曲がりづらく正座ができない、また痛みで正座ができないというのも中期の症状のひとつで、ここまでくるとかなり〝末期〟に近いといえます。

実際〝末期〟になると、いよいよひざ関節の変形が進み、脚がO脚になってきます。ひざをまっすぐ伸ばそうとしても、できないからです。**人間の体は体重の6割をひざ関節の内側が支えているので、ひざが壊れる際は内側から骨がつぶれていきます。それゆえに脚をまっすぐ保つことができず、O脚になってしまうのです**。またそれに伴

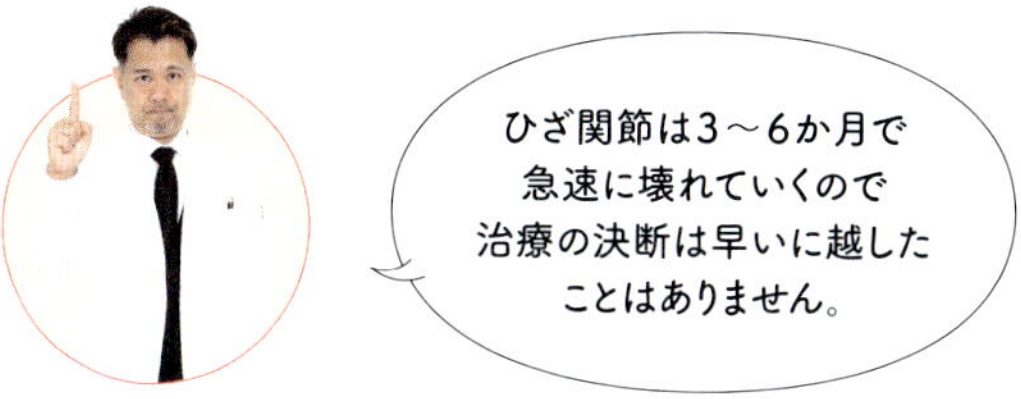
ひざ関節は3〜6か月で
急速に壊れていくので
治療の決断は早いに越した
ことはありません。

い、痛みも増していきます。歩いたり、立ったりせずともつねに痛みが消えず、就寝時も寝返りを打つときの痛みで目が覚め、眠れないという人も出てきます。ここまで〝末期〟になると、人工関節手術（17ページ参照）しか治す方法がなくなるのが現実です。ひざ関節は坂道を転がるように、3〜6か月で急速に壊れていくのが特徴です。〝末期〟の患者さんに手術をする際、オーダーメイドの人工ひざ関節器械を作るのですが、患者さんのMRI画像を撮影し、そこからデータを作り、器械が完成するまでに3週間かかります。完成後はすぐに手術となるのですが、実はこれをできる限り迅速に行わないと、関節の変形がすごい勢いで進み、ピッタリに作った人工ひざ関節が合わなくなってしまうことがあるのです。オーダーメイドの服を作ったのに、完成する前に太ったり痩せたりしてしまい、着られなくなってしまうようなものです。〝初期〟の頃、感じていた痛みがたまたま消えたことで「しばらく様子をみればよくなるかもしれない」と期待する方がいますが、関節の病気に「様子をみれば治るかも」は当てはまりません。前の項でご説明したように、ひざの軟骨には血管が通っていないため自ら治癒する力がないからです。痛みがひどい、そして治療が必要と感じたら、病院に行く。その決断は早いに越したことはないのです。

治療は早めに！が、治る最善の道

ひざが壊れ始めるのは平均60歳ぐらいとお話ししましたが、人の生涯において「60歳」とはどういう年齢でしょうか。定年退職をして第二の人生を始める方。お子さんが社会人となって巣立ち、夫婦ふたりの生活スタイルに変わる方もいるかもしれません。いざ自分の時間ができて「友だちとお芝居を観に行こう」「ランチに行こう」「毎週、ゴルフに行こう」「夫婦であちこちに旅行しよう」と思っても、そこにひざの痛みがあっては、思い通りにはなりません。いよいよ**ひざ痛が現実となり、家の中でばかり過ごしていると、60歳の代謝が落ちた体では、たちまち運動不足に陥り、ひざを支える筋力が低下し、ますます歩けなくなるという負のループに陥ります**。

ひざの関節は、大腿四《だいたいし》頭筋《とうきん》を始めとする太ももの大きな筋肉によって、外からの衝撃などに耐えられるよう守られています。ところが運動不足でこの筋肉が落ちてしまうと、ひざを守ることができなくなり、痛みがより強くなってしまうのです。また運動不足による体重の増加、筋肉の衰えは、どちらもひざが体重を支えられなくなる原因となり、ひざに大きな負担をかけます。

このようにひざの痛みは、楽しい外出を妨げるだけでなく、極論すると、車椅子なしには生活できなくなったり、寝たきりになったりしてしまうこともあります。初期や中期の痛みは手術をせずとも治すことができますが、中期の後半になると「関節鏡手術」を行うことがあります。これはひざの2か所に穴を開けて、そこからストローぐらいの太さの内視鏡を挿入して行う手術です。患者さんの負担も少なく、傷もほとんど残りません。

これが末期では、「人工関節手術」（壊れた関節を取り除き、人工関節と置き換える手術）しか、根本的に治す方法はありません。軟骨や骨の内側だけがつぶれている場合は、ひざの内側だけ「部分置き換え型人工ひざ関節」という人工関節に置き換えます。さらにひざが壊れると、関節すべてを人工関節に置き換えるしかありません。これは「全置き換え型人工ひざ関節」といい、大きく切開して置き換える手術をするので、体への負担も大きくなります。つまり**段階を追うごとに負担が大きい治療法になり、ひざ痛は症状が重くなればなるほど治療が難しくなる**ということです。ですので、痛みを放置しないこと。さらにいえば痛みがないうちに、将来のひざを考えてできることをしておくことが必要なのです。ひざは悪化しなければ手術なしで治療ができる。そのことをぜひ知っておいてください。

ひざ関節の痛みのチェックリスト

本書を読まれている方のなかには、すでにひざに痛みを感じている方も多いかと思います。自分のひざの状態に不安を抱えていらっしゃる方は、次ページの「ひざ関節の痛み　自己診断チェックリスト」でチェックしてみてください。質問の内容は、下にいくほど症状が重いものになっていきます。

1はまだ無症状ですが、将来的にひざに痛みが出るリスクがあるため入れています。2の「音がする」のは、ひざを支える筋肉が衰え、ひざの安定性が低下していることが原因です。ただし2〜4は、ひざを支える筋肉の強化で改善できます。6と7も筋肉の強化によって痛みがなくなる可能性があります。5は、ひざ関節内で炎症が起きているので、医師に診てもらってください。8と9は中期の症状で、このあと一気に末期まで進行してしまうので、できるだけ早く病院に行ったほうがよいでしょう。

ひざ関節の痛み 自己診断チェックリスト

1 過去にひざを痛めて病院にかかったことがある
□ はい　□ いいえ

2 ひざを動かしたときにギシギシと音がする
□ はい　□ いいえ

3 ひざの内側を押すと痛みを感じる部分がある
□ はい　□ いいえ

4 30分以上歩くと、ひざが痛くてつらくなる
□ はい　□ いいえ

5 ひざが腫《は》れている
□ はい　□ いいえ

6 立ち上がるときに痛みを感じる
□ はい　□ いいえ

7 歩き始めるときに痛みを感じる
□ はい　□ いいえ

8 和式のトイレを使うのがつらい
□ はい　□ いいえ

9 正座をするのがつらい
□ はい　□ いいえ

痛みの我慢は、悪化の原因

ひざの痛みといっても、その度合いはさまざま。痛みは本人の感覚であるだけに、これは強い痛みなのか、弱い痛みなのか、一時的な痛みなのか、永久的な痛みなのか、自分ではなかなか判断がつきません。多少の痛みなら「自然に治るかも」と思っているうちに、慣れてしまうこともあります。でもそれが怖いのです。**どんなに軽い痛みだとしても「痛みは我慢しない」ことが大切です。我慢しているうちに、ひざはどんどん壊れていき、我慢の期間が長いほど、治療が難しくなってしまう**からです。

ひざ痛が初期から中期の場合は、手術しないで治すことができます。これを「保存療法」といいます。保存療法のおもなものには「薬物療法」と「理学療法」があります。薬物療法はその名の通り、外用薬や内服薬で治療すること。外用薬には湿布薬や軟膏《なんこう》などが使われ、内服薬には消炎鎮痛剤が用いられます。痛みの原因である関節の動きをよくするために、ヒアルロン酸を関節内に注射するのも薬物療法のひとつで、初期や中期の治療には効果があります。さらに最近では厚生労働省から認可された自

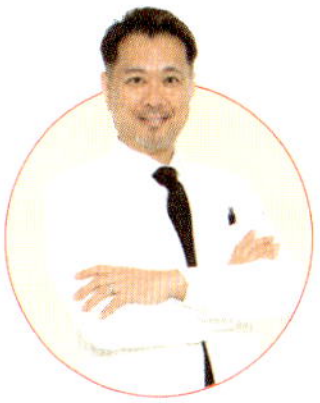

ひざ痛の初期から中期なら、
大腿四頭筋の強化によって
改善することが可能です。

由診療である「ＰＲＰ（多血小板血漿《たけつしょうばんけつしょう》）療法」や「幹細胞療法」などもあります。

理学療法には「運動療法」と「装具療法」、そして「温熱療法」などがあります。装具療法ではひざにサポーターなどの装具をつけることで、グラグラするひざを安定させ、痛みが出ないようにします。温熱療法では、温湿布や電気を当てるなど、ひざを温めることで血行をよくして痛みを軽くします。そして理学療法で一番大事なのが「運動療法」です。ひざ痛の運動療法には「大腿四頭筋強化トレーニング」「関節可動域改善運動」などがあります。**大腿四頭筋は太ももの前面の大きな筋肉で、ひざ関節を保護する最も重要な筋肉です。ここを強化すればひざを安定させることができます**。またひざ痛の人は関節が大きく曲がらなくなっているので、これをできるようにするのが、関節可動域改善運動です。

この本で紹介している体操は、ひざ痛の改善に大きな効果がある大腿四頭筋を強化する運動が中心となっており、これらの運動を日常的に行うことで大腿四頭筋がきたえられ、ひざ痛が出ない体を作ることができます。さらにいえば、「ひざ痛は大腿四頭筋の強化で改善できる！」と私は強く思っています。

ひざにもアンチエイジングを

美容を語るうえで欠かせない言葉のひとつに「アンチエイジング」があります。アンチエイジングは日本語で「抗加齢」といい、加齢に抗《あらが》うという意味になります。加齢に抗うということは、わかりやすくいえば老化を遅らせるということです。ひざ関節の平均寿命が60年とお話ししましたが、使い方によって個人差があります。若い頃から運動などでひざを酷使していれば寿命はさらに短くなるし、大事に使っていれば長持ちするでしょう。加齢はひざだけに限らず、人体のあらゆる部位に同じことがいえ、皮膚の加齢では顔にシワやシミができるし、血管の加齢は動脈硬化を起こしやすくします。動脈硬化は心臓病の危険因子のひとつですが、これもまぎれもなく血管の老化現象なのです。皮膚の抗加齢においては、多くの女性のみならず、今や男性も日々化粧品やエステティックなどの専門サロンでお手入れし、実践しています。

目に見える皮膚と違い、関節や骨、そして内臓の加齢は痛みや不具合が出るまでほとんどの人が気づきません。でも医療機関では、これらの老化度を調べる検査が行われています。調べる項目は、おもに血管年齢、骨年齢、筋肉年齢、神経年齢、ホルモン年齢の5つです。たとえば血管年齢を調べることで、動脈硬化の進み具合がわかります。骨年齢では骨折のリスク、筋肉年齢では体を支えられるかどうか、神経年齢では転びやすさや手足の動き、ホルモン年齢では男性は筋肉量、女性は骨の脆さなどがわかります。これらを調べることと現代医学の発達で、どうすれば老化を遅らせることができるかが徐々にわかってきました。老化を止められなくても、せめて遅らせることができれば、快適な人生をより長く送ることができます。

私がこの本で提案したいのも、ひざの老化を遅らせるアンチエイジング法です。**ひざのアンチエイジングの基本は日々の食事と運動です。とくに本書でも紹介する運動が大事です。ひざに大きな関わりを持つ大腿四頭筋を強くし、ひざへの負担を減らすには運動が不可欠だからです。**太もも前面に大きな筋肉がしっかりついていれば、ひざの老化は格段に遅くなるといえるでしょう。もっといえば、ひざが壊れるスピードは大腿四頭筋が左右するのです。しっかりした大腿四頭筋を運動で作ることで、70歳でも80歳でも元気に出かけられるひざを維持でき、QOL（クオリティ・オブ・ライフ）の高い、やりたいことができる生活を可能にするのです。

運動不足はひざ痛の最大の原因

現代人にひざ痛が増えているのは、ひとえに便利になった世の中、つまり現代人が運動不足に陥りやすい環境が原因のひとつと考えられます。歳を重ねると誰もが若い頃より筋肉量が落ちます。その状態で運動不足になると、筋肉はますます少なくなり、それゆえに運動が億劫《おっくう》になる人も多いのです。

運動不足の最大の原因は車社会です。実は都会より地方のほうが圧倒的に車社会なので、地方在住の方ほど運動不足に陥る人が多いのです。都会より交通が不便だから仕方がないとはいえ、家族ひとりひとりが自家用車を持ち、徒歩10分のコンビニエンスストアにさえ、車で向かってしまう現実。私の患者さんを見渡しても、都心在住の方は意外とよく歩いています。一見、運動とは縁遠いような高齢の女性が、実は買い物好きで、百貨店の中を3時間ぐらい平気で歩いているのです。地方在住の高齢者は、車社会の中で歳を重ねてしまったせいか、なかなか長時間は歩けないようです。学会で全国各地に行くと、地方では実年齢より老けて見える人が目立ちます。何より姿勢

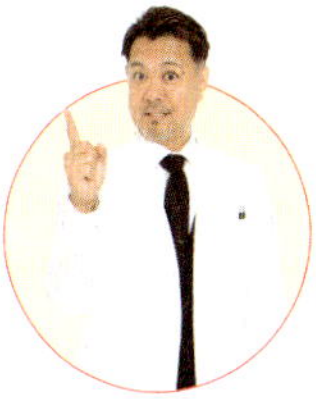

筋力低下を防ぎ、
ひざにとってよい運動として
ウォーキングをお勧めします。

が悪いのです。背中が曲がっていたり、O脚になるなど、骨格に問題があると、どうしても老けて見えます。これもおそらく車社会が背景にあるのでは、と考えています。

人工関節手術を行った患者さんに対しては、スポーツが好きな方にはスポーツを、旅行が好きな方には旅行を、そして買い物が好きな方には買い物を、と積極的にお出かけを勧めています。スポーツは術後2か月から許可しています。**旅行や買い物はその楽しさゆえに無意識にたくさん歩くので、結果的に筋肉の強化になるのです**。これは人工関節手術を行った患者さんだけでなく、ひざ痛初期の患者さんにも勧めます。手術や運動でひざ痛が治っても、それで運動をやめては元の木阿弥《もくあみ》※。痛みが消えても運動をやめて筋力が低下すると、再び痛みが出てくる可能性があるからです。再発を防ぐには筋肉を維持しなければなりません。

日頃から長時間歩く人は「この歩き方をすると楽」など、正しい歩き方が感覚的にわかってきます。逆に歩いていない人ほど「歩くより、手っ取り早く走る」など、いきなりランニングをして無理をしがち。長時間歩くより、短時間走るほうが精神的に楽だからです。でもそれこそひざに衝撃を与える原因になりかねません。**ゆっくりウォーキングをして、骨盤や脚の筋肉をきたえることが、ひざにとってよい運動なのです**。

※元の木阿弥：よくなった状態が再び元通りになり、努力や苦労が無駄になること。

マラソンはひざと心臓に負担をかける

医師だった私の祖父が「健康のために歩くのはよいことだが、走るのはよくない」とよく話していました。空前のランニングブームを経て、今も街中で多くのランナーを見かけます。健康のために走り始め、マラソン大会に出場する方もいらっしゃいますが、私はあまり勧めません。その理由は**正しい走り方を知らない人が走ると、ひざに衝撃が加わり、ひざ関節を痛めてしまうことがあるから**です。もちろんランニングの専門家について正しい走り方を学んだうえでの挑戦ならよいのですが、そこまでできる人はなかなかいないと思います。

以前、オリンピアンの有森裕子さんが走る映像を拝見したことがあります。有森さんの体の動きを観察しようと、テレビ画面の下半分を隠してみたところ、上半身の軸にまったくブレがなく、腕を振っていなければ静止しているように見えるほどでした。「体の軸が動かないイコール骨盤が動いていない」なので、それだけひざへの衝撃が少ないといえます。また超一流のランナーの太ももにはしっかり筋肉がついているので、ひざを痛めることもありません。しかし普通の人の走りは体の軸が安定していないので、足を踏み出すたびに骨盤が揺れてしまい、ひざへの衝撃が大きくなるのです。

そしてマラソンと心臓の関係にも不安要素があります。マラソンは心拍数を上げるので、心臓にもよくないのです。心拍数とは心臓が打つ回数のことですが、「心臓が一生の間に打つ回数」は、哺乳動物ではほぼ同じです。しかし打つ速さは動物によって異なり、ハツカネズミが1分間に600回打つのに対し、象は1分間に30回と少ないのです。この差は寿命に反映され、ハツカネズミの寿命が2〜3年なのに対して、象は80〜100年も生きるので、それぞれの寿命と一生に打つ心拍数は見事な相関関係にあるといえます。これが人間にも当てはまるとすれば、**心拍数を上げるマラソンは寿命を縮めてしまう可能性があるのです**。

ひざや心臓に与える影響を考えると、少なくとも若い頃に走る訓練をしたことがない人が、50代、60代になって、いきなりフルマラソンを目指すのは、医師の立場からするとひざにも心臓にもあまり好ましくないといわざるを得ないのです。フルマラソンをゴールした際に得られる達成感は何物にも代えがたいものでしょう。しかしひざ関節のことを考えたら、ウォーキングを楽しんでいただきたいと思うのです。

ひざ痛を改善するには、太もも前面の筋肉、
大腿四頭筋を強化することが大事です。
次の章では、ひざ痛改善に効果的に取り組むために、
ひざの仕組みと筋肉との関係を理解しましょう。

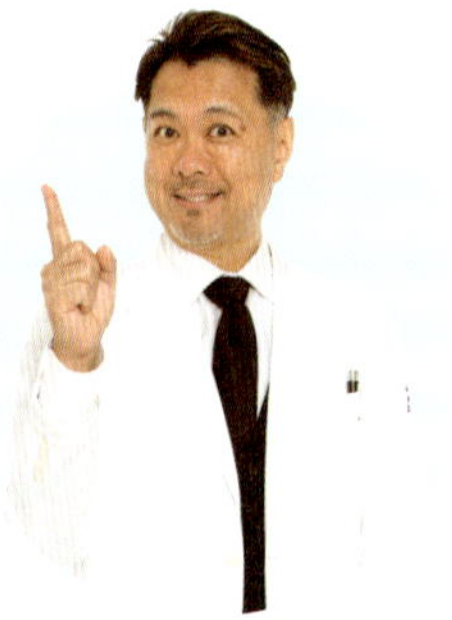

第2章

ひざ痛と筋肉の関係

ひざの痛みは、ひざ関節が壊れ始めることで起きるものです。ひざ関節を支えているのが太もも前面の大腿四頭筋で、この筋肉の働きを知ることがひざ痛を防ぐ第一歩となります。

ひざの内部はどうなっている？

ひざの痛みとは、ひざ関節が壊れ始めることで起きるもの。その痛みをなんとかしたいなら、まずはひざの仕組みをきちんと理解しておくことが大切です。

ひざ関節は、ひざから下のすねの骨である「脛骨《けいこつ》」、ひざから上の太ももの骨である「大腿骨《だいたいこつ》」、いわゆるひざのお皿である「膝蓋骨《しつがいこつ》」の3つで構成されています。左ページのイラストのように脛骨の上に大腿骨がのっていて、ひざを曲げ伸ばしすると大腿骨の丸くなった端の部分が、脛骨の端の比較的平らな面の上で回転したり、横滑りをしたりするのです。そして**脛骨と大腿骨の接触面は、骨どうしが当たらないように「軟骨」で覆われています**。この軟骨がひざ関節をなめらかに動かすカギでもあります。「膝蓋骨」はひざの構造を支える大腿四頭筋などの筋肉とつながり、それらの緊張を減らす〝てこ〟のような役割を果たしています。

そして、ひざ関節を構成する骨のそれぞれは「靭帯《じんたい》」によってつなぎ止められています。**靭帯はコラーゲン線維というたんぱく質のひとつでできていて、ひざ関節が前**

ひざ関節の構造①

横から見た図（右ひざ）

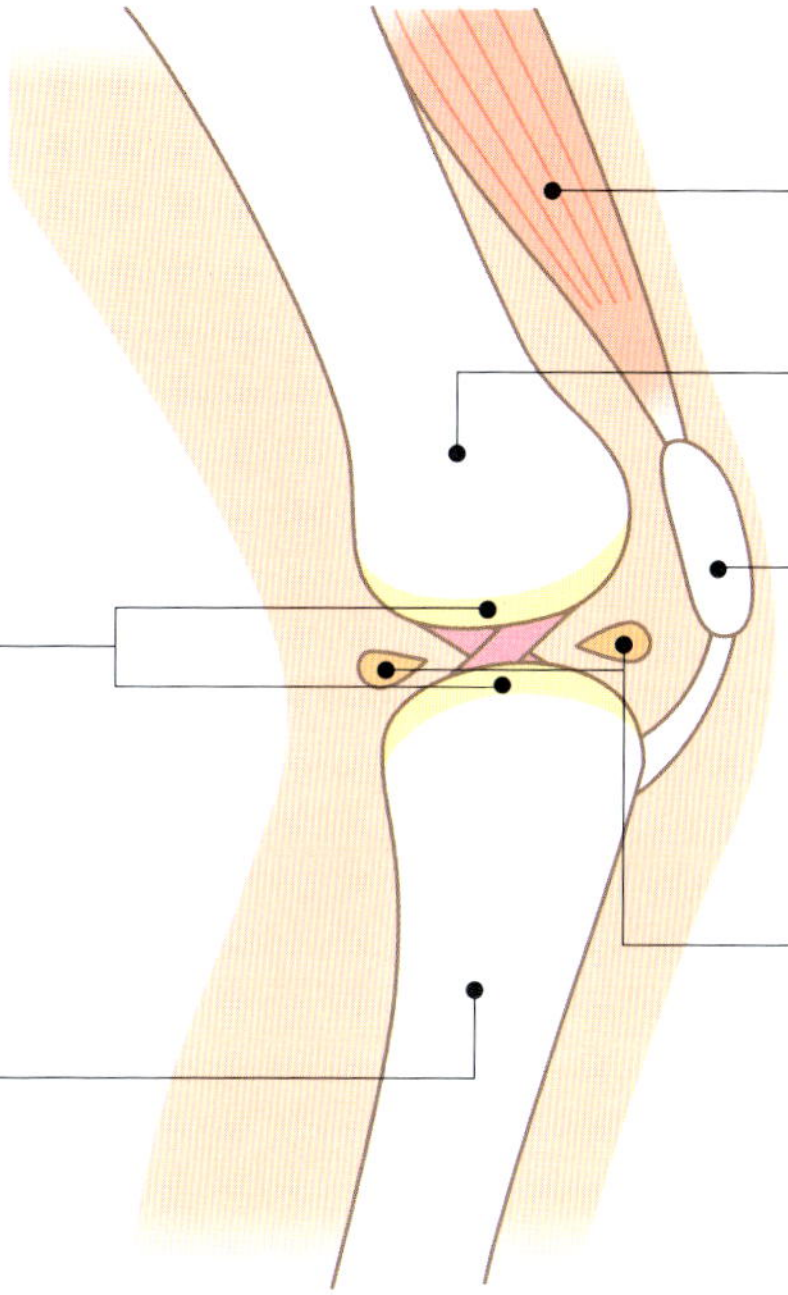

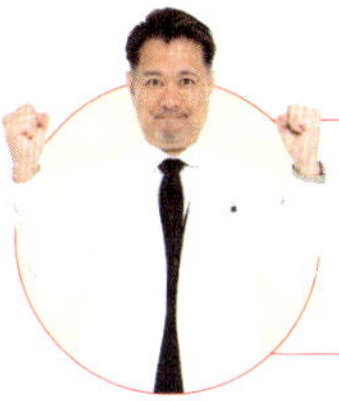

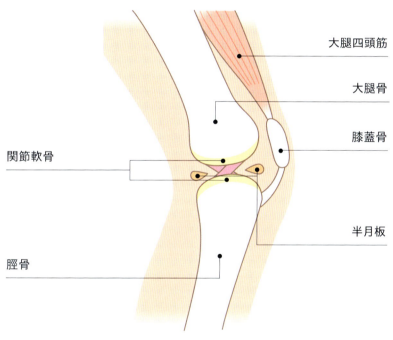

脛骨と大腿骨の接触面は、骨どうしが当たらないように軟骨で覆われています。

後左右にブレないよう、しっかり支えて安定させています。さらに脛骨と大腿骨の隙間にあるのが「半月板」と呼ばれる軟骨組織。上から見ると半月の形をしていることから、そう呼ばれており、靭帯と同じようにひざ関節面にかかる圧力を分散し衝撃を和らげて安定させる役割があります。

また、ひざ関節は「関節包」という袋のようなものに包まれていて、その内側には「滑膜《かつまく》」があります。この滑膜からは、ひざの潤滑油の役目をする「関節液」が分泌されており、これによって関節をスムーズに動かせるのです。ひざ関節に炎症が起きると、この関節液が過剰に分泌され、関節包が膨らんでいきます。これが俗にいう〝ひざに水が溜《た》まる〟という状態です。溜まっているのは水ではなく、関節液なのです。そして炎症→関節液の過剰分泌という流れで、ひざが腫れてくるのです。

関節液は軟骨と軟骨の間にも存在し、軟骨と半月板の間にも流れています。つまり**ひざの組織は関節液の中にふわふわ浮いている**ということ。ひざの不思議なことのひとつとして、軟骨には血液が流れていないとお話ししましたが、もうひとつ不思議なのがこの、ひざの組織が関節液の中に浮いているということです。それだけひざは脆いものであり、さらに血液が流れていないため、壊れても自力で修復ができないのです。

ひざ関節の構造②

前から見た図（右ひざ）

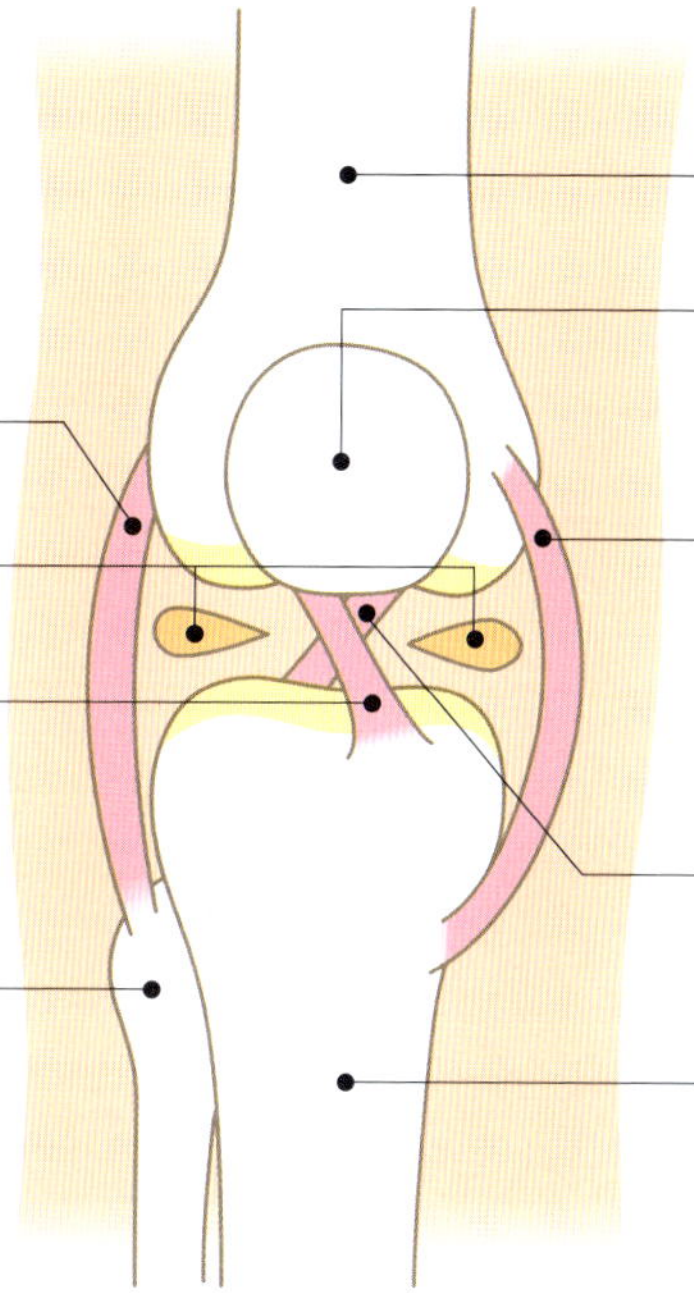

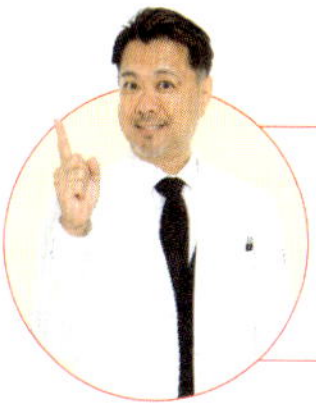

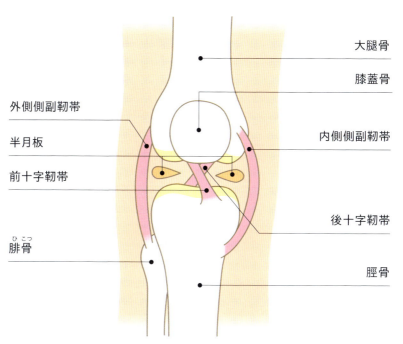

靭帯と半月板によって、ひざ関節面にかかる圧力を分散し、衝撃を和らげます。

ひざ関節と大腿四頭筋

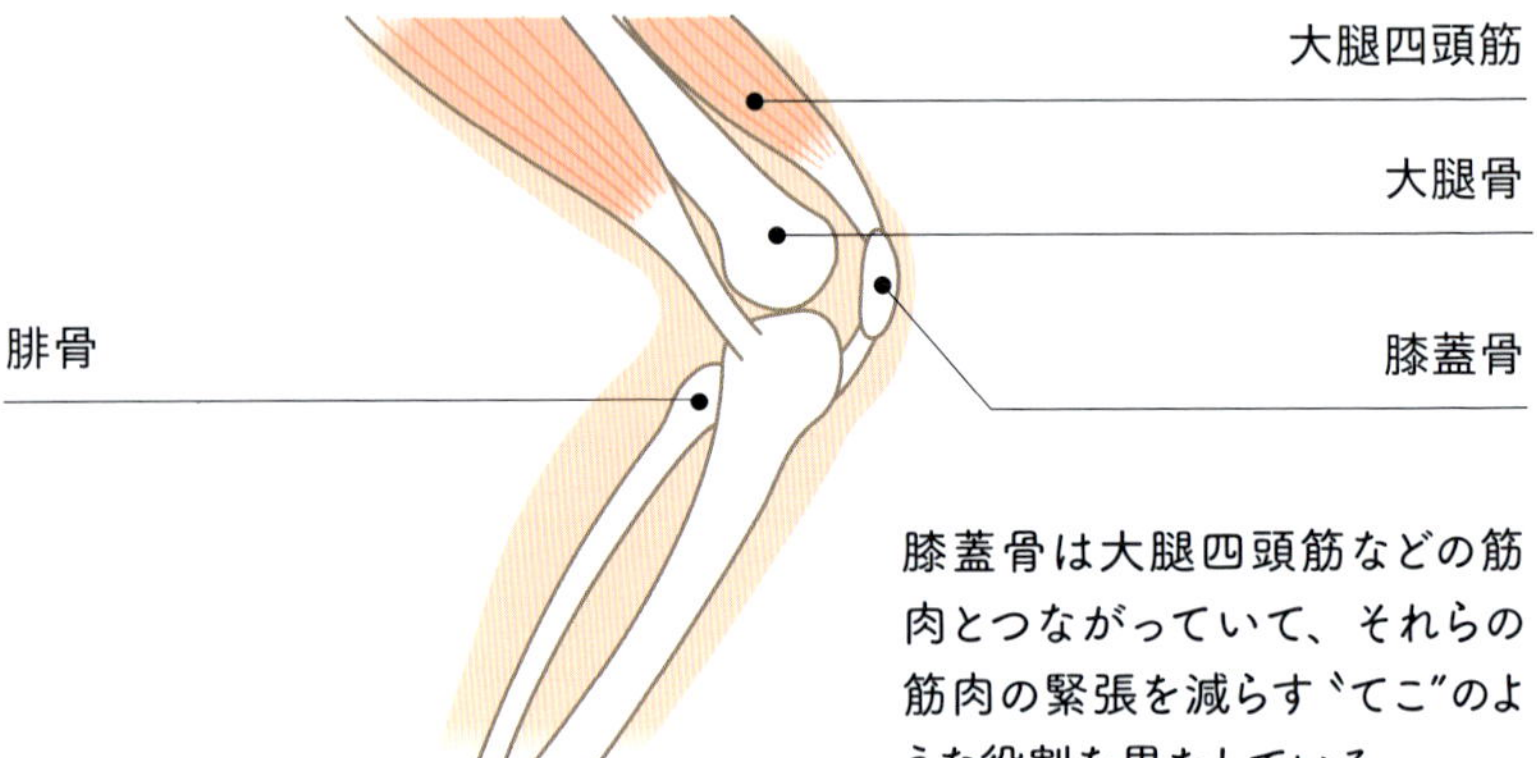

膝蓋骨は大腿四頭筋などの筋肉とつながっていて、それらの筋肉の緊張を減らす〝てこ〟のような役割を果たしている。

滑膜と関節液

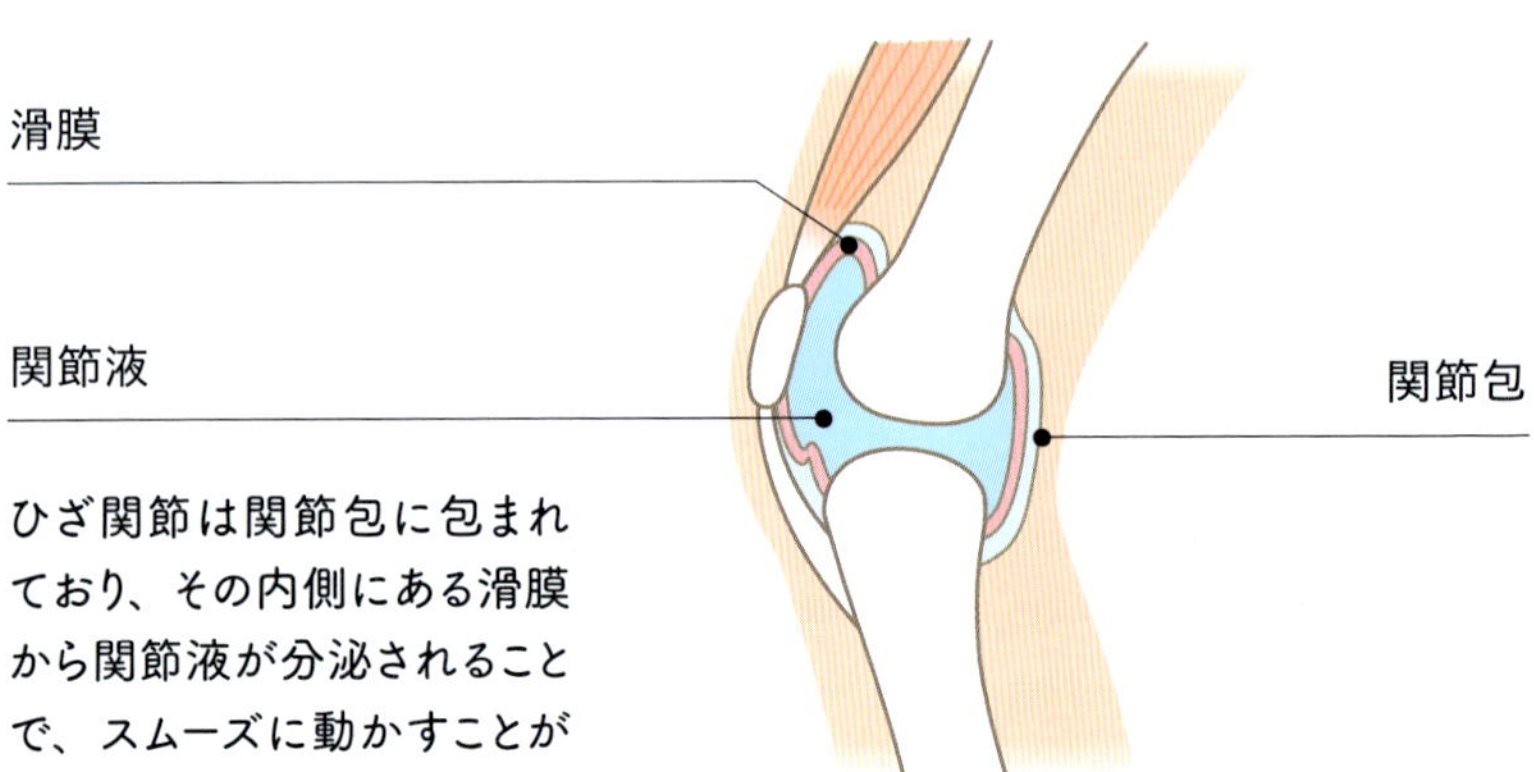

ひざ関節は関節包に包まれており、その内側にある滑膜から関節液が分泌されることで、スムーズに動かすことができる。

ひざを支える大事な筋肉

ダイエットを促す記事などに「ひざには体重の2〜3倍の負荷がかかっているから、1キロ増えただけでも、相当なダメージ」とよくあります。しかも立っているとき、ひざ関節はつねに体重がかかった状態で曲げ伸ばしをするので、筋肉でしっかり支えないと、これは相当な負担です。

とくに「大腿四頭筋」はひざにとって、最も強い支えです。大腿四頭筋とは、太ももの前面にある大腿直筋《だいたいちょっきん》、外側広筋《がいそくこうきん》、中間広筋《ちゅうかんこうきん》、内側広筋《ないそくこうきん》の4つの筋肉の総称です。そして**大腿四頭筋は、ひざを伸ばすための筋肉です。階段や坂をのぼるとき、太ももの前面を意識してみてください。大腿四頭筋に大きな負荷がかかっていることがわかるはずです**。年齢とともに階段の上り下りがつらくなったということは、大腿四頭筋が衰え始めていると思っていいでしょう。だからといって車やエスカレーター、エレベーターに頼る生活をしてしまうと、ますます大腿四頭筋は衰えます。日常生活で「歩かない」「脚を動かすことを避ける」生活を送ると、大腿四頭筋が細くなって、ひざを支えられなくなり、結果、筋肉と骨がつながる部分や関節包、靭帯に過剰な負担がかかって、やがてひざに痛みが生じます。

またひざを伸ばす筋肉が大腿四頭筋なら、ひざを縮める筋肉は「ハムストリングス」といい、「大腿二頭筋」などを含む太ももの裏側の筋肉の総称です。他に大腿四頭筋とつながるおしりなどの筋肉も、ひざの動きにとても関係があります。とはいえ、最も重要なのは、やはり大腿四頭筋です。

そしてひざに痛みが出てしまうと、ますます歩かなくなる負の連鎖が始まります。痛みが原因で立ったり座ったりの動作も無意識に避けるようになります。そうなると筋肉はますます痩せ細り、関節への負担がさらに大きくなります。この悪循環から逃れるには、**強い痛みが出ないように工夫しながら、ひざを動かすことが不可欠**です。

また、痛みがなくても「ひざがガクガクする」とか「ひざがギシギシ軋《きし》むような音がする」という人もいます。これは大腿四頭筋の筋力が低下し、ひざ関節が安定を失っているサインです。痛みがなくても危険信号。なんの手も打たずにいると、遅かれ早かれ、ひざ痛を発症することになるでしょう。

軟骨がすり減ると痛みが出る

大腿骨と脛骨の間にあるクッションのような存在が軟骨です。第1章でひざ関節はおおむね60年で壊れ始めるとお話ししましたが、ひざを曲げ伸ばしする際のクッションの役目をする軟骨や半月板も、長年使っているうちにすり減ってきます。そして加齢や運動不足によってひざ関節を支える大腿四頭筋が衰えると、さらに軟骨への負担が増え、すり減りが加速。結果としてひざの寿命をいっそう縮めてしまいます。

そして**軟骨や半月板がすり減ってくると、大腿骨と脛骨がこすれ合うようになり、痛みが出てきます。これが変形性ひざ関節症という症状です**。末期になると軟骨や半月板がほとんどなくなり、さらに骨の変形が進んでしまい、痛みもより強くなります。骨の変形によって軟骨や半月板のかけらが生じたり、骨のでっぱりができることがあります。これらが滑膜を刺激すると、炎症が起きます。人間の体は免疫の力で炎症を抑えようとしますが、ひざの場合は関節液が盛んに分泌されるようになります。関節液の過剰分泌がひざが腫れる原因です。

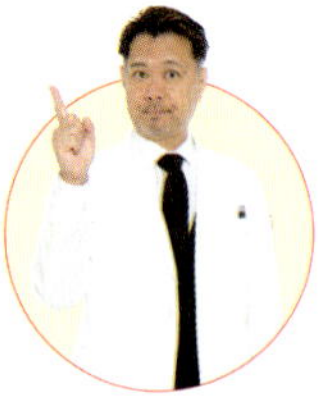

ヒアルロン酸で
ひざ痛を軽減するには、
ひざ関節に
注射をすることになります。

軟骨がすり減った際の治療法について、いくつかご紹介しましょう。まずはヒアルロン酸を注射器で直接ひざ関節に注入する治療。ひざ関節の動きがヒアルロン酸によってなめらかになり、それ以上すり減るのを防いで痛みを軽くします。最初は週に1回のペースで5回ほど注射し、その後は症状によって2週間に1回、もしくは4週間に1回行います。ヒアルロン酸の注射で痛みが軽くなっているときは、大腿四頭筋をきたえるチャンスです。運動療法を併用することで注射をやめられるケースもあります。ヒアルロン酸は食品にも含まれる成分なので、サプリメントや食事で補いたいと希望される方もいらっしゃいますが、相当量のヒアルロン酸を経口摂取しない限り、ひざ痛に効果が出るとは思えません。**ヒアルロン酸で軟骨のすり減りを抑え、痛みを軽減するには、やはりひざに注射をするしかないのです。**

またヒアルロン酸で効果が得られない場合は、次のステップに移行します。再生医療（PRP療法や幹細胞療法）、そして内視鏡手術です。また「マイクロフラクチャー法」という手術で、軟骨がなくなっている部分に関節鏡で小さな穴をいくつか開けると、軟骨の再生が促されることがあります。ただし、この手術で軟骨の再生が期待できるのは中期まで。末期になると軟骨はほとんど再生しないのが現実です。

「偉そうに歩く」のが、ひざを治すコツ

ひざの変形を防ぎ、痛みを生じさせないためには大腿四頭筋を始めとする筋肉をきたえ、ひざを動かすこと。つまり運動することとお伝えしていますが、なかでも一番大事なのが「歩くこと」です。筋肉トレーニングやストレッチなども効果はありますが、日常的にひざを動かせるのは、歩くときだからです。**毎日ある程度の時間と距離を歩いてさえいれば、太もももきたえられ、ひざも十分動かせるのです**。実際ウォーキングは、動脈硬化や糖尿病、高血圧を招く肥満の症状がある方も、医師から効果的だとして勧められています。歩くことにはお金もかからず、これほど理想的な運動法はありません。とはいえ、長い距離を歩く習慣がない人が急に長時間のウォーキングなどを始めると、正しい歩き方ができておらず、かえってひざを痛めてしまうことがあります。人工関節手術をした方も、正しい歩き方ができていないと、人工関節がうまく使えないので、術後に正しい歩き方を指導するようにしています。

では、それはどのような歩き方でしょうか。イメージとしては、**ひざをまっすぐ前**

に向けるのではなく、ほんの少し外側に、そしてつま先も少し外側に向けるようにします。いわゆる外股、足の形が上から見たときに逆ハの字になるようにします。足を踏み出す際は、内くるぶしから前に出すように意識してください。これを意識して歩くだけで、正しい歩き方ができるようになります。一見、ちょっと偉そうな歩き方になるのですが、実はこれが一番理想的な歩き方なのです。

歩き方が悪いと、すぐに疲れてしまうだけでなく、ひざ関節にもよくありません。ひざのためにとウォーキングをすることが、かえってひざを痛めてしまうのです。末期のひざ関節症の方の歩き方を観察すると、O脚になっているうえ、ひざそのものが内側を向いています。ひざの内側には体重の6割の重さがかかり、末期の方はひざ関節の内側がつぶれているため、外側に向けることができなくなっているのです。内股でひざも内側に向けて歩いていると、ひざに悪いだけでなく、腰まで悪くしてしまいがち。ぜひ早い段階で正しい歩き方に変えましょう。初期のひざ痛なら、正しい歩き方をすることによって悪化を防ぐこともできます。今はYouTubeなどでも正しい歩き方、ひざにいい歩き方などを手軽に見ることができますので利用してみてはいかがでしょうか。

第3章

基本のひざ体操

この章では、大腿四頭筋を中心に、太ももの筋肉を効率よくきたえられる体操を紹介します。最初からすべてやろうとしなくてよいので、できる範囲で行いましょう。

体操でひざ痛は改善します！

本書でご紹介する体操は、私どもの「苑田会人工関節センター病院」で、リハビリテーションの患者さんに実際に指導しているものです。大腿四頭筋を中心に、太ももの筋肉を効率よく理想的にきたえられるような運動を行えるプログラムです。

基本は**本書で紹介している順番に行うのがお勧めです。最初は体をほぐすストレッチから行います**。どんな運動や体操も本格的なストレッチをしてから始めるのが、体には負担がなく理想的ですが、どうしても時間がないという方は少なくとも軽い屈伸運動などをしてから始めるようにしてください。また、本書にあるすべての**体操をやろうといった無理はせず、痛みも我慢してはいけません。できる範囲で行いましょう**。

毎日少しずつでも続けているうちに、痛みは軽くなっていきます。今はできない動きや体操も、筋肉が強化されてくれば、だんだんできるようになるでしょう。

早く終えようと急いでやるのではなく「ひざのためによいことをしている」と意識しながら、**ひとつひとつの動きをゆっくり行うことが大事です。基本は10回の動作が**

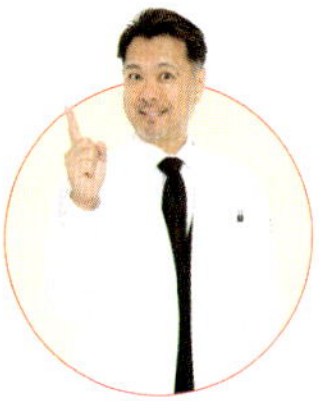

体操は、
ひざに効いていることを意識して、
ひとつひとつの動きを
ゆっくり行います。

1セット。ゆっくり1セット行えば、どの体操でも確実に筋肉は変わってきます。**目標は1日3〜5セット**です。まずは3セットから試してください。朝昼晩それぞれに1セットずつ、それだけで3セットはクリアです。そして、今日はどうしてもひざがしんどい、体がしんどい、時間がないという人は、最低でも寝る前に「タオルつぶし」と「太ももちょい上げ」を行うとよいでしょう。

また、手術後の患者さんを見ていて思うのは「継続は力なり」ということです。毎日の体操はとても地味でつらいルーティンだと思いますが、ひざには間違いなく効果があるのです。

そして長続きさせられるアドバイスをひとつ。この体操はひとりで行う必要はまったくないので、ぜひ仲間を作って一緒に続けることをお勧めします。ご夫婦で行うもよし。小学生のお孫さんやご家族と一緒でもいいし、サークルや習い事のグループで行うのもいい。現在ひざが痛くないという人でも、一緒に体操をすれば寝たきりの予防になるとお伝えし、ぜひ仲間を見つけて、長く継続できるようにしてください。

STRETCH FOR KNEE PAIN

動画で
もっと
わかりやすく！

ストレッチ 01

太もも伸ばし

しっかり筋肉をつけたい大腿四頭筋ですが、運動を始める前に、必ずストレッチでていねいに伸ばします。壁などに手をついて、転ばないよう気をつけましょう。

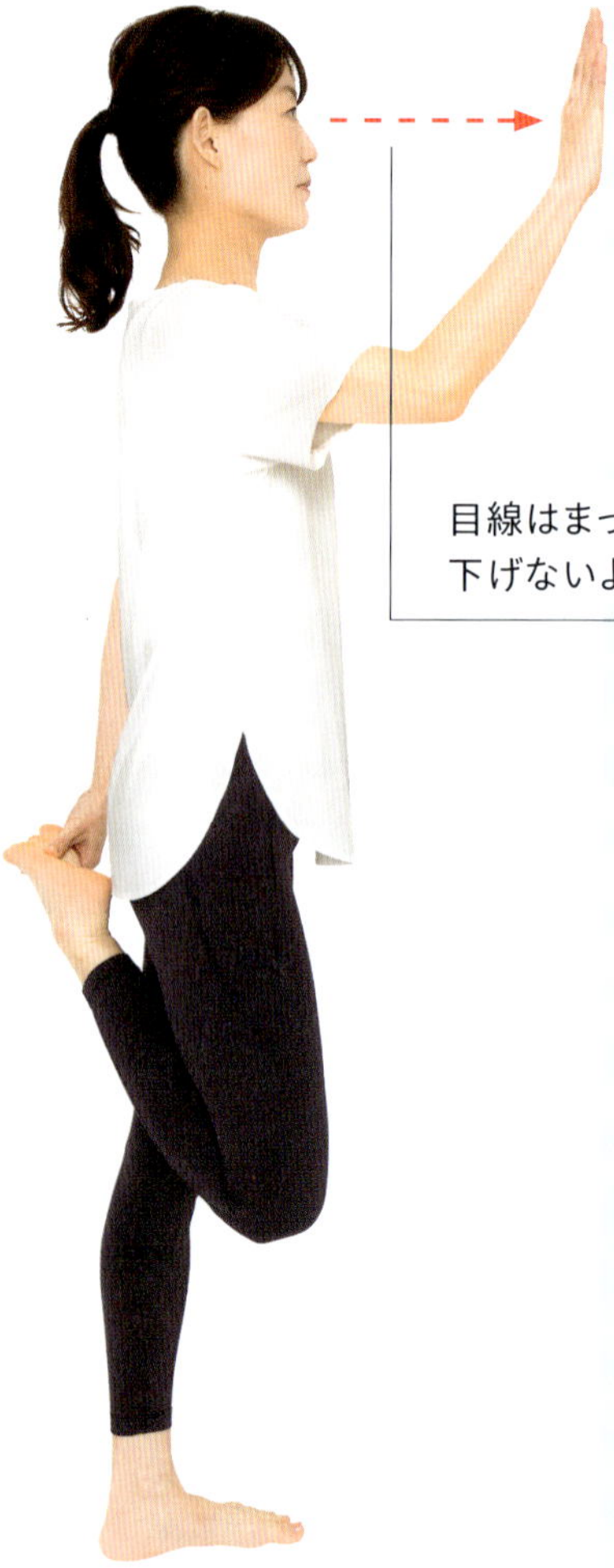

STEP 1

壁に右手をつき、反対側の手で右足の甲をつかみます。

目線はまっすぐ前。
下げないように注意。

STEP 2

ゆっくり右ひざを真後ろに
引いて10秒ほどキープし、ゆっくり戻します。
10秒×3セット。
反対側の脚も同様に。

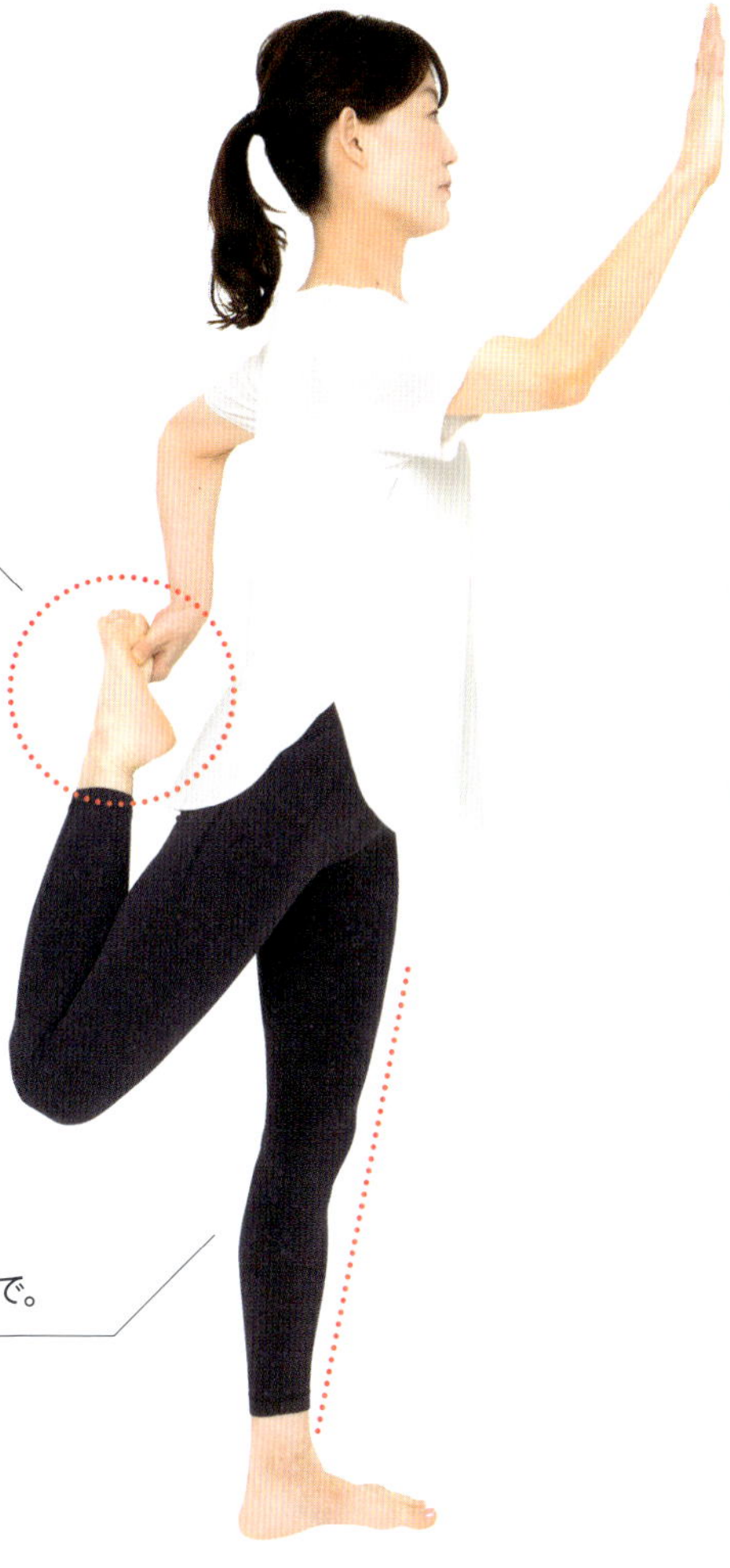
すべてを
ゆっくり動かす
ことを意識して。
ひざは曲げないで。

STRETCH FOR KNEE PAIN

動画で
もっと
わかりやすく!

ストレッチ
02

もも裏伸ばし

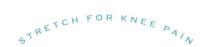

太ももの後ろ側のハムストリングスも、しっかり伸ばしておきましょう。
ここはひざを曲げるとき、脚を後ろに引くときに使われる筋肉です。

STEP 1

床に座って背筋を伸ばし、
脚を前に伸ばします。
両足は揃え、
つま先を天井に向けます。

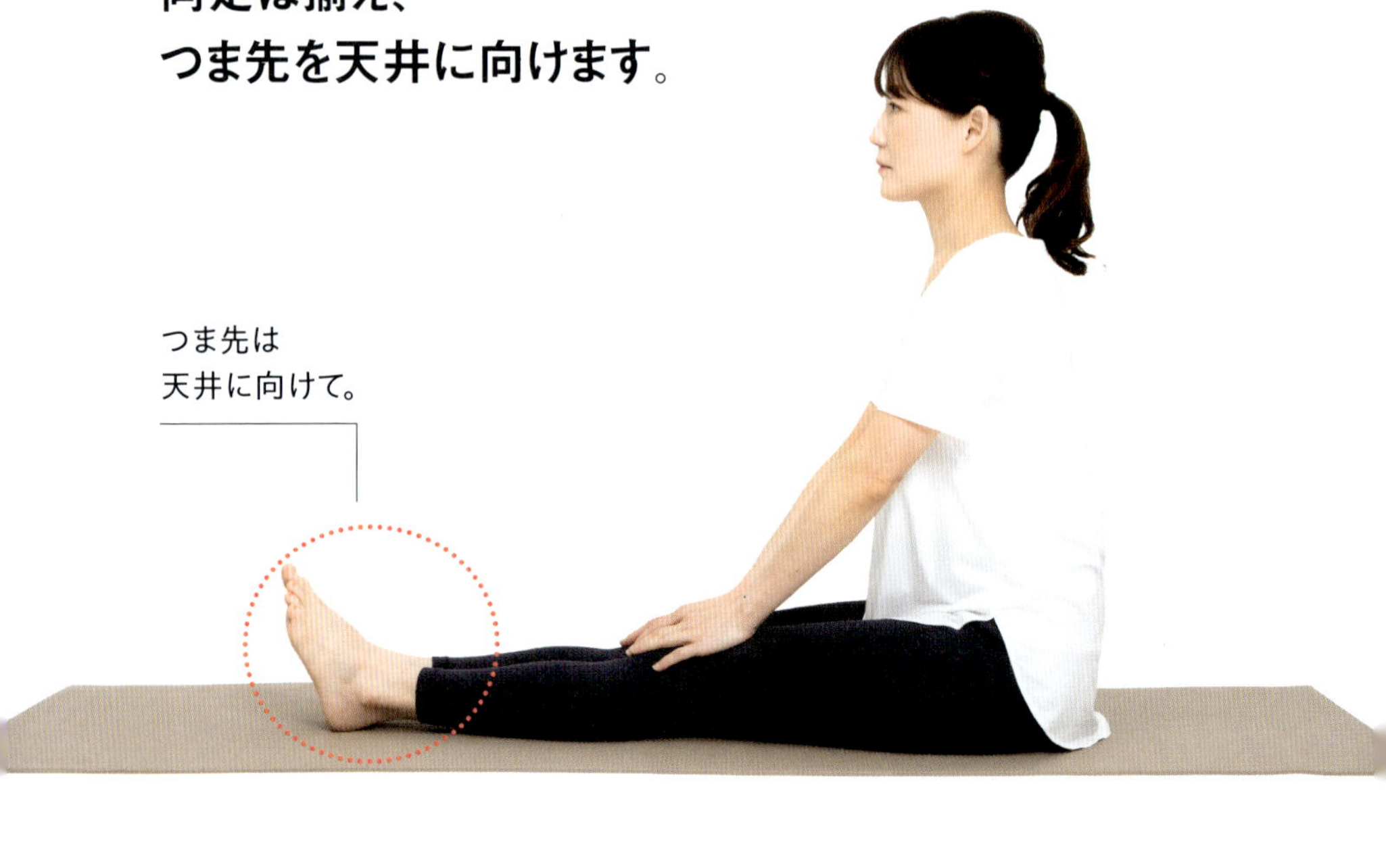

STEP 2

息を吸って吐きながら
両手でつま先をつかむように、
体をゆっくり前屈させていきましょう。
つま先をつかんだら、
10秒キープして元に戻します。
10秒×3セット。

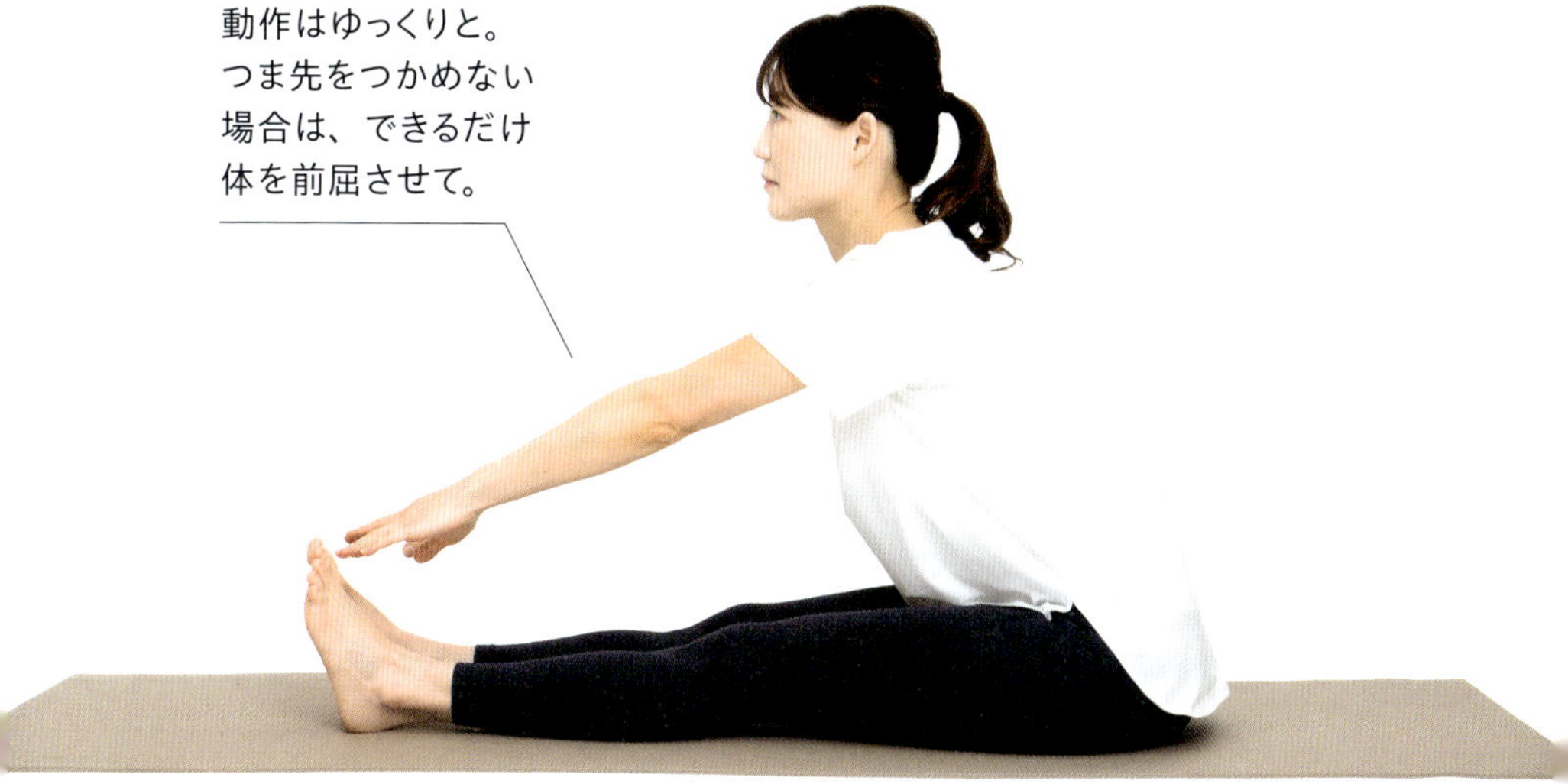

勢いをつけず、
動作はゆっくりと。
つま先をつかめない
場合は、できるだけ
体を前屈させて。

STRETCH FOR KNEE PAIN

動画で
もっと
わかりやすく！

ストレッチ
03

おしり伸ばし

股関節の動きに大きく関わる臀筋群《でんきんぐん》の中でも、一番大きな筋肉である大臀筋《だいでんきん》をしっかり伸ばし、脚をスムーズに動かすためのストレッチです。

STEP 1

床に仰向けに寝て、
目線を天井に向け
両手で左脚のひざを抱えます。

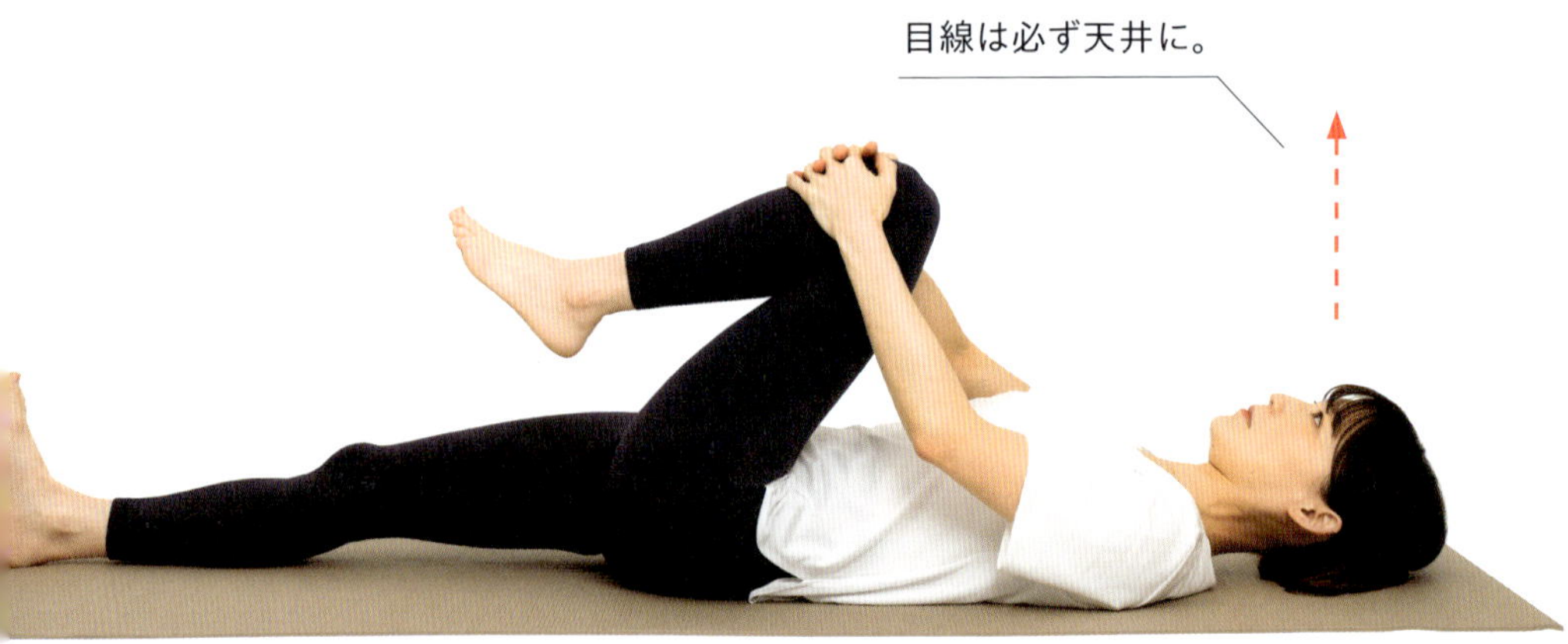

STEP 2

息を吐きながら、抱えたひざを
胸のほうにゆっくり引き寄せます。
引き寄せた脚とは反対側の脚のももとおしりが
伸びていることを感じましょう。
10秒キープしたら、戻します。
10秒キープ×3セット。
反対側の脚も同様に。

伸ばしている脚のひざ裏が
床からなるべく離れないよ
うに意識して。

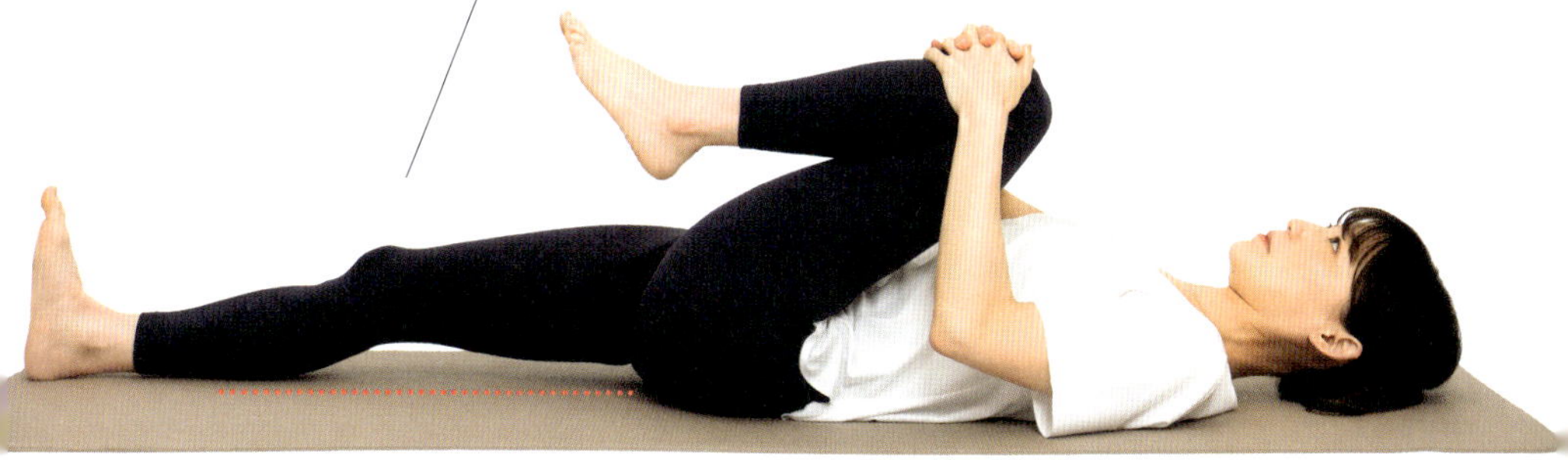

TRAINING FOR KNEE PAIN

動画で
もっと
わかりやすく！

トレーニング 01

タオルつぶし

ひざまわりの大腿四頭筋の準備運動です。時間がないときも、この運動だけは毎日続けましょう。痛いほうのひざだけでなく、両ひざを等しく行います。

STEP 1

床に座って右脚をあぐらをかくように折り曲げ、左脚は伸ばし、ひざの下に5センチ程度の高さに折りたたんだバスタオルをセットします。
両手を床につき、安定させます。

高さが合えば
枕でもよい。

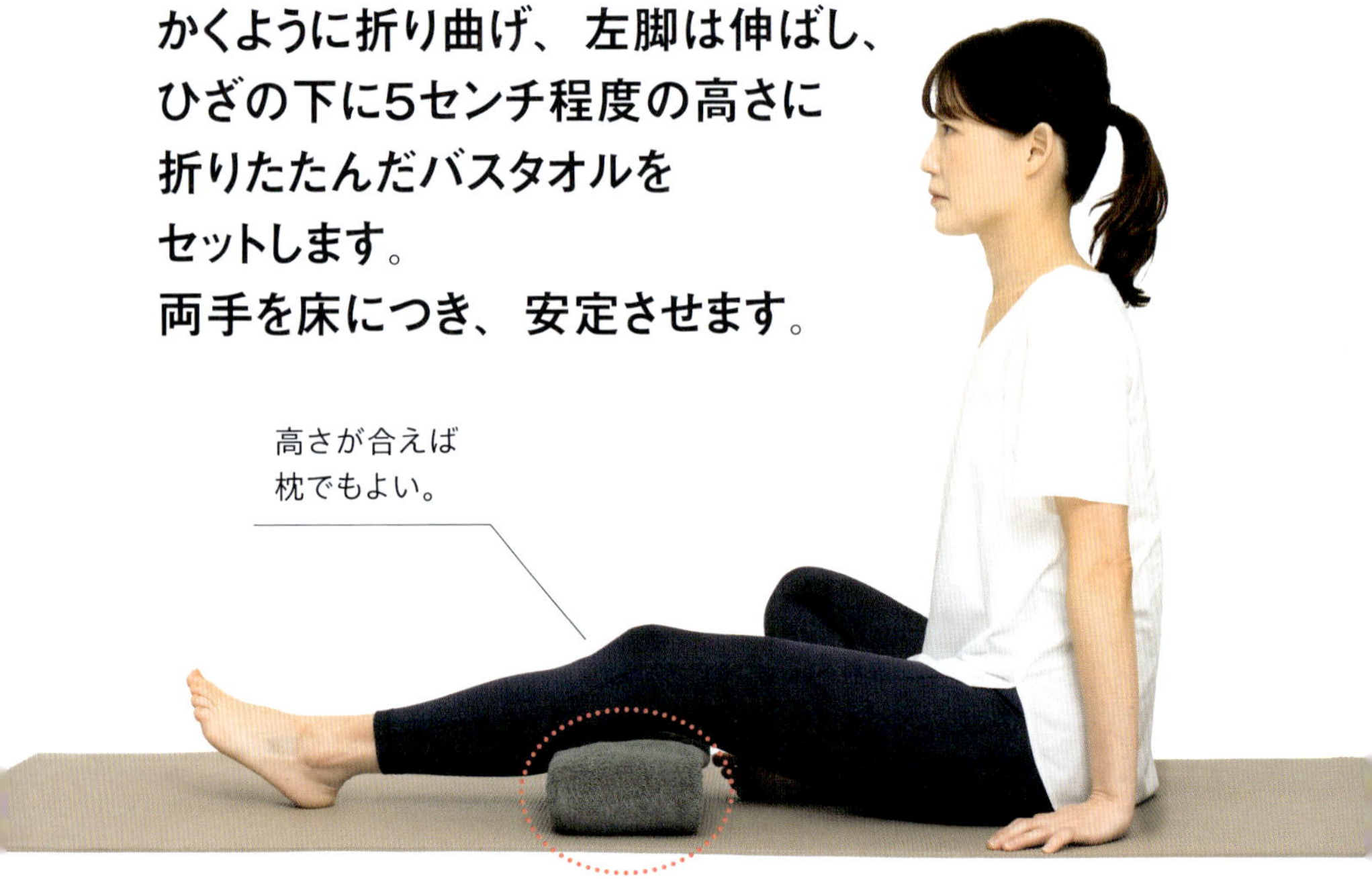

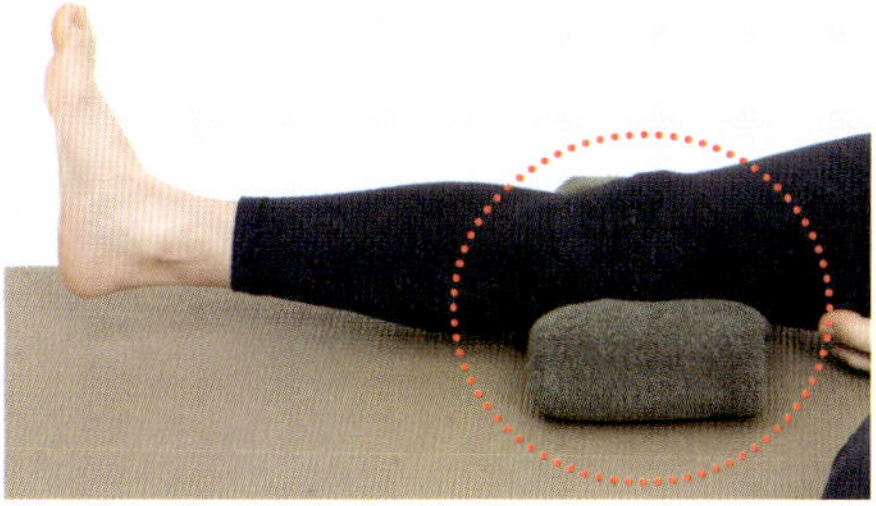

POINT

ひざの関節部分の真下にバスタオルを置きます。

STEP 2

伸ばしたほうの足首は直角に保ち、太ももに力を入れてタオルをつぶし、そのまま5秒ほどキープします。5秒×10回×3セット。反対側の脚も同様に。

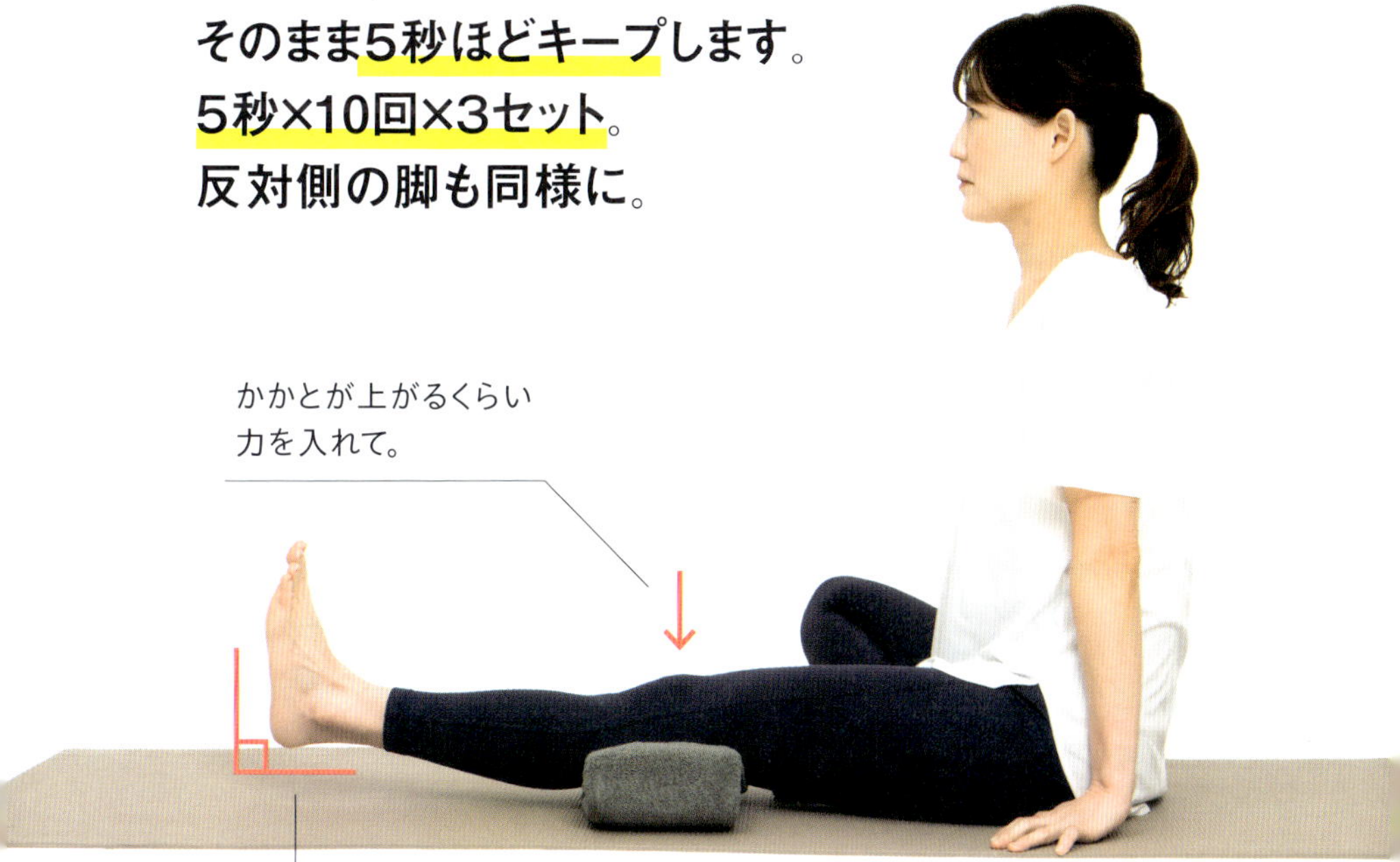

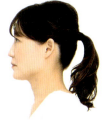

かかとが上がるくらい力を入れて。

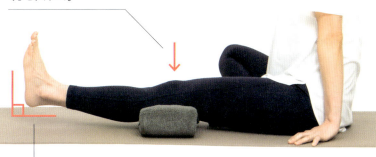

足首はできるかぎり直角に。

TRAINING FOR KNEE PAIN

動画で
もっと
わかりやすく！

トレーニング 02

太ももちょい上げ

立って行う運動は不安という方でもやりやすい、イスに座って行う大腿四頭筋のトレーニングです。オフィスワークなどの合間にも、気軽に行えます。

STEP 1

**イスに浅く腰掛け、
片方の脚を
ひざがまっすぐになるまで
ゆっくり前に伸ばします。
できれば脚全体が床と
平行になるようにします。**

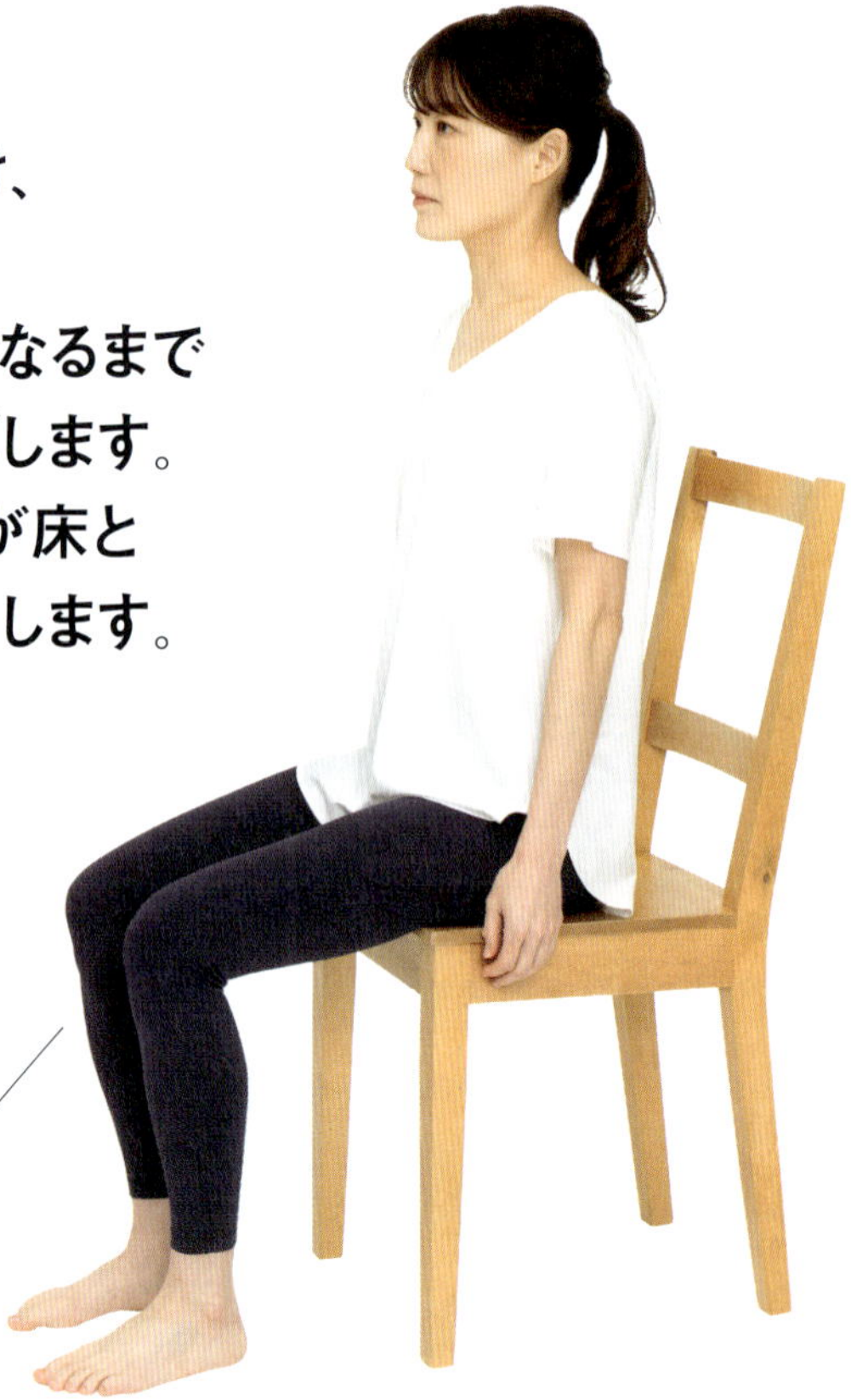

ひざにボール（直径20センチ程度）をはさんで行うと、より効果的。

STEP 2

背筋を伸ばし、背もたれに背中がつかないように、上げた脚を5秒ほどキープし、ゆっくり戻します。5秒×5回×3セット。反対側の脚も同様に。

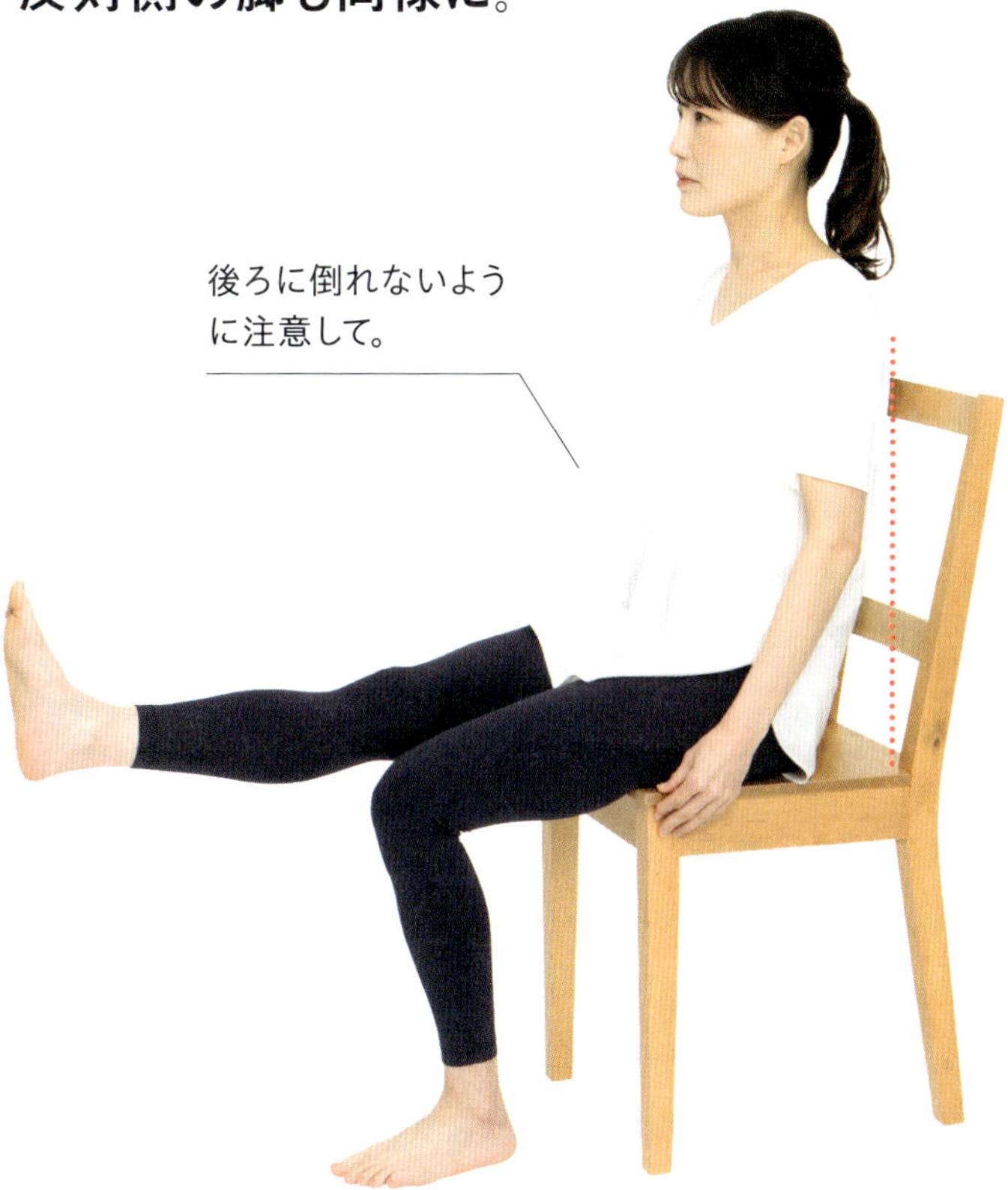

後ろに倒れないように注意して。

TRAINING FOR KNEE PAIN

動画で
もっと
わかりやすく！

トレーニング
03

クッションリフト

大腿四頭筋をきたえるとともに、大臀筋や、尿漏れ防止にも効果がある骨盤底筋《こつばんていきん》群や腹筋もきたえられます。夜寝る前に行って、習慣にしましょう。

STEP 1

**クッションを用意し、
仰向けに寝て両ひざを立てます。
両かかとの間をこぶし1個分ほど空け、
ひざの間にクッションをはさみます。**

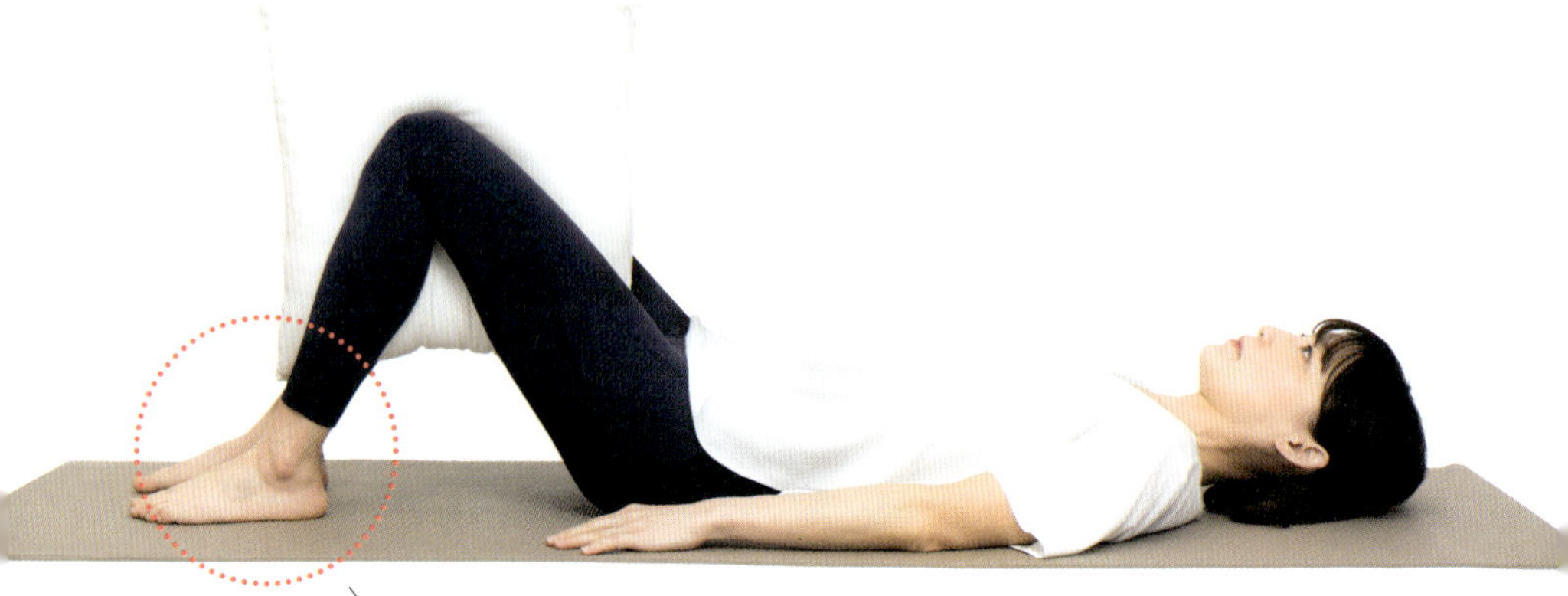

両かかとの間は、こぶし1個分ほど空けて。

STEP 2

息を吐きながら、はさんだクッションを
落とさないようにゆっくりとおしりを持ち上げます。
おしりを上げた状態で10秒キープ。
ゆっくり5秒かけて、おしりを床に下ろします。
10秒キープ×5回×3セット。

動作はゆっくり行いましょう。
おしりを上げるときに
腰を反らさないで。

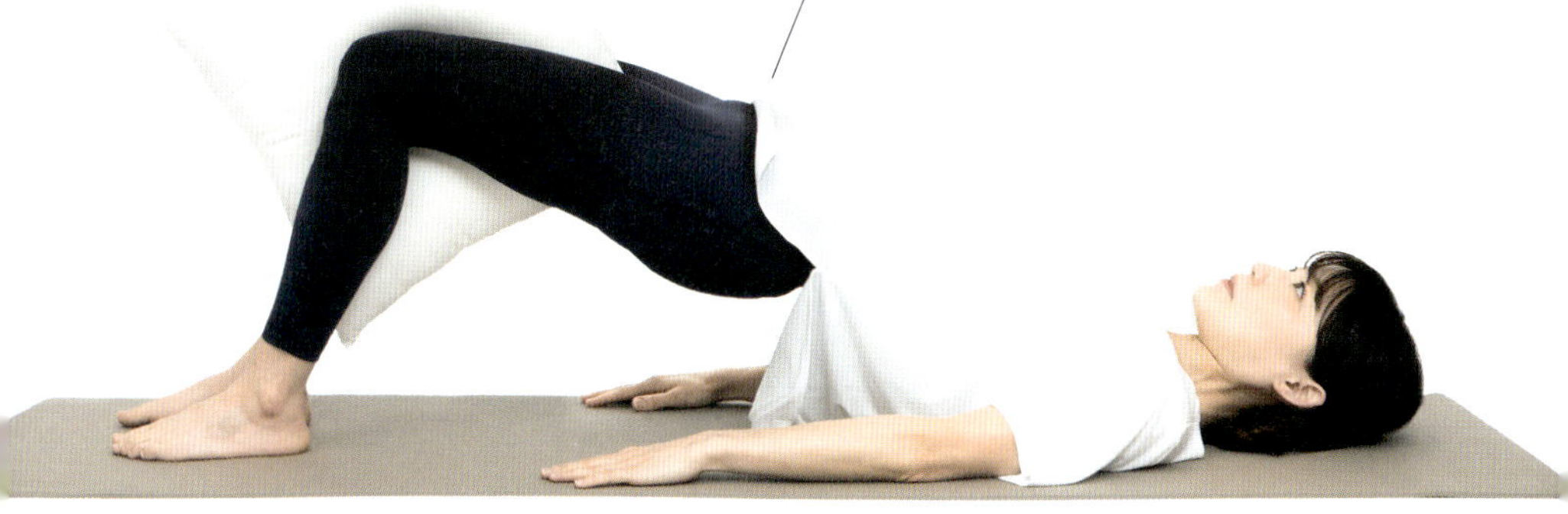

TRAINING FOR KNEE PAIN

トレーニング 04

かかと上げ

動画で
もっと
わかりやすく！

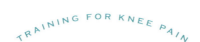

下腿三頭筋、つまりふくらはぎは、歩く際に蹴り出すときやジャンプするときに動かす筋肉です。第二の心臓とも呼ばれ、この筋肉をきたえることで血流アップにも効果があります。

STEP 1

壁に向かって立ち、
両手をつけ、
両脚を軽く開き、
つま先はまっすぐ
前に向けます。
壁に体重をかけずに、
体の軸を意識して
立ちます。

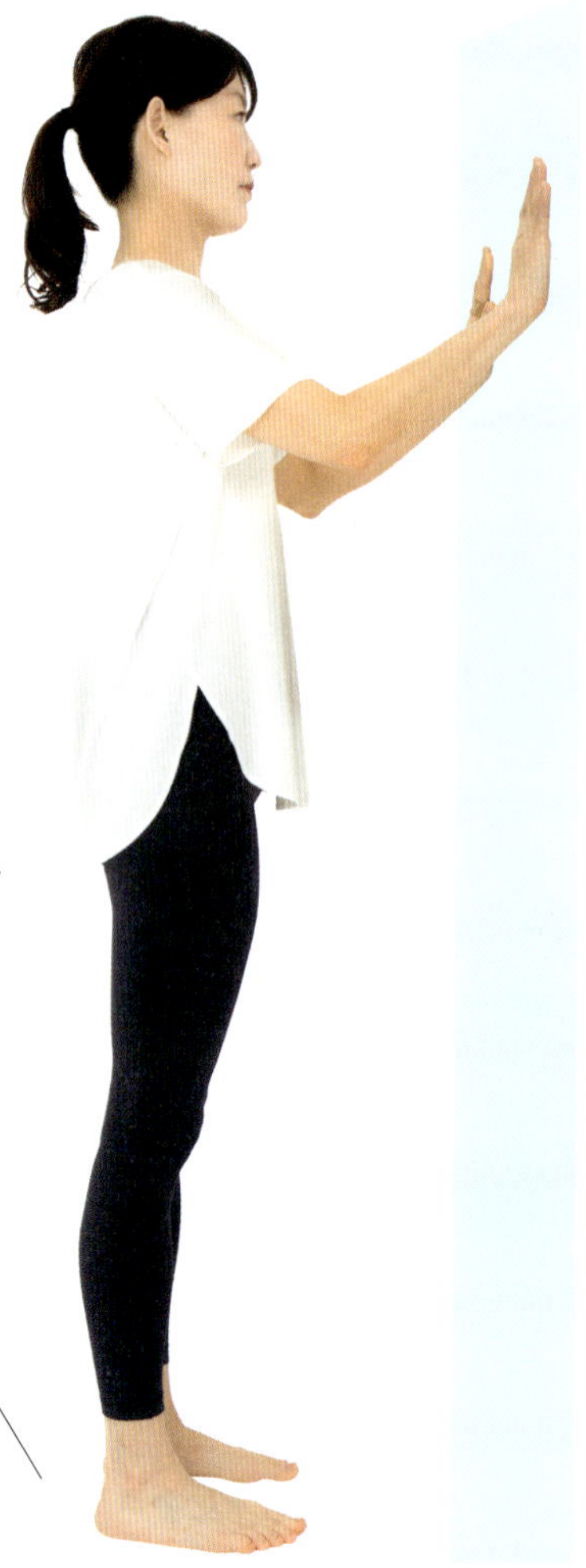

裸足《はだし》で行いましょう。

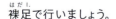

STEP 2

壁に手をついた状態のまま、
息を吐きながらかかとをゆっくり持ち上げます。
ぐらつかないことを意識して。
つま先立ちを5回×3セット。

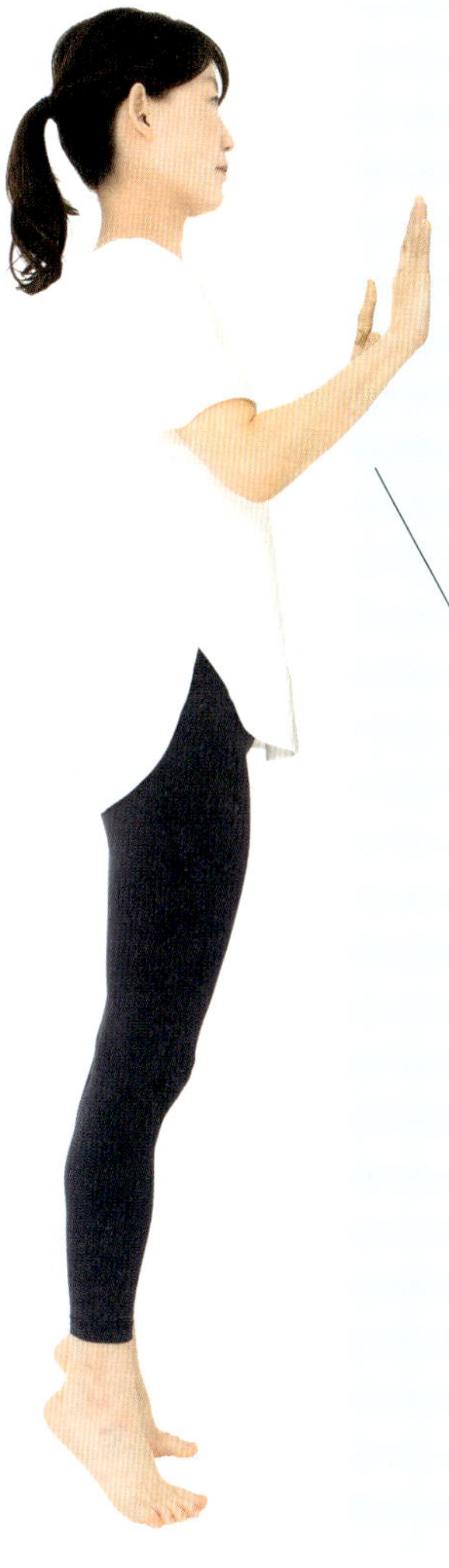

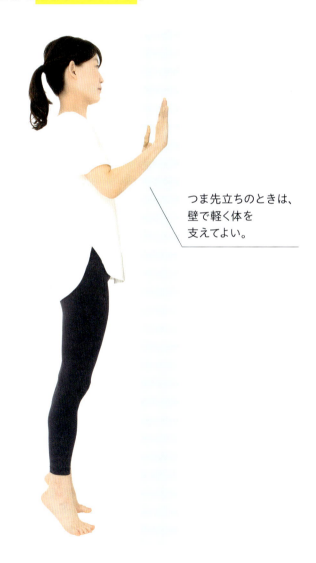

つま先立ちのときは、
壁で軽く体を
支えてよい。

動画で
もっと
わかりやすく！

TRAINING FOR KNEE PAIN

トレーニング
05

スクワット

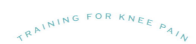

大腿四頭筋をきたえるのに欠かせないスクワットは、誰もがなじみのある運動ですが、正確に行わないと効果がありません。プロセスに忠実に行いましょう。

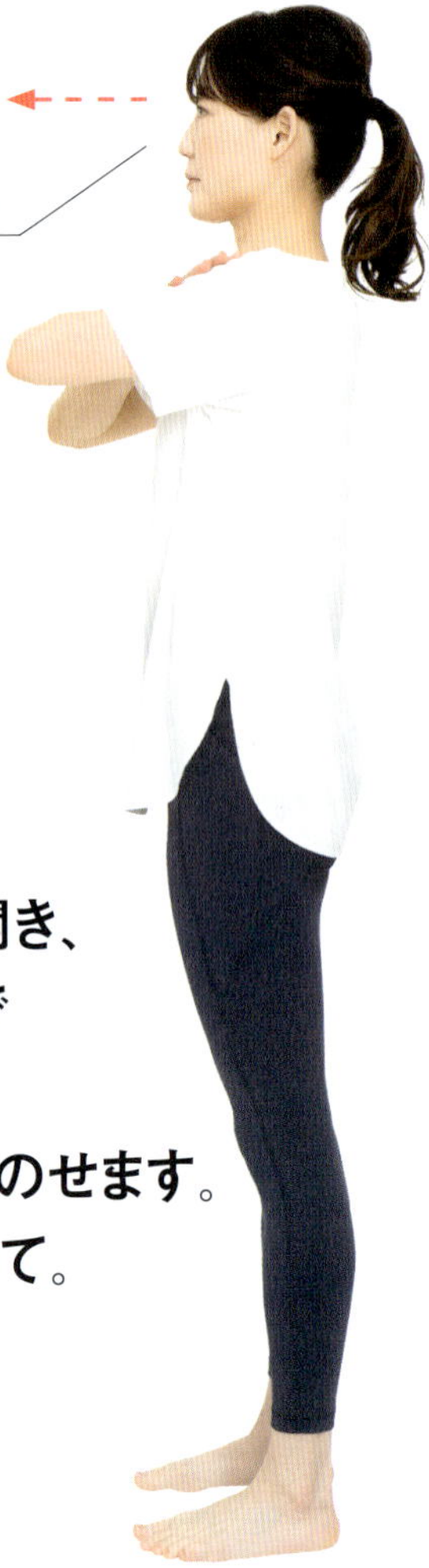

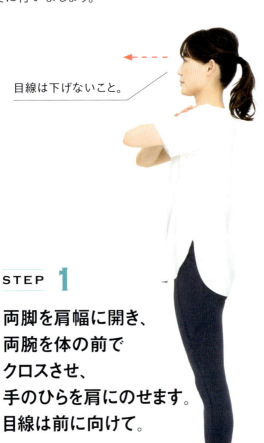

目線は下げないこと。

STEP 1

両脚を肩幅に開き、
両腕を体の前で
クロスさせ、
手のひらを肩にのせます。
目線は前に向けて。

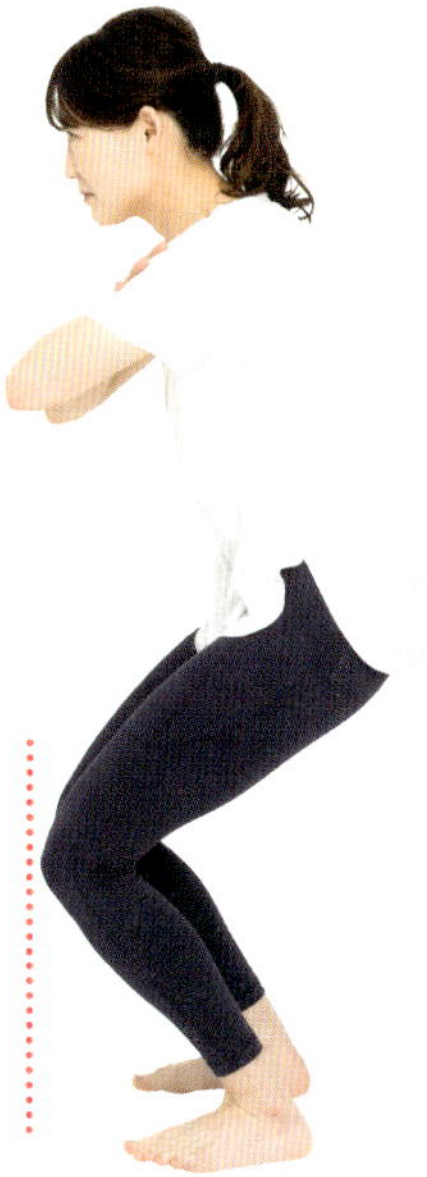

NG

目線が下がり、ひざがつま先よりも前に出てしまうのはNG。

ひざより下に
おしりを落とさない。
ひざはつま先より
前に出ない。

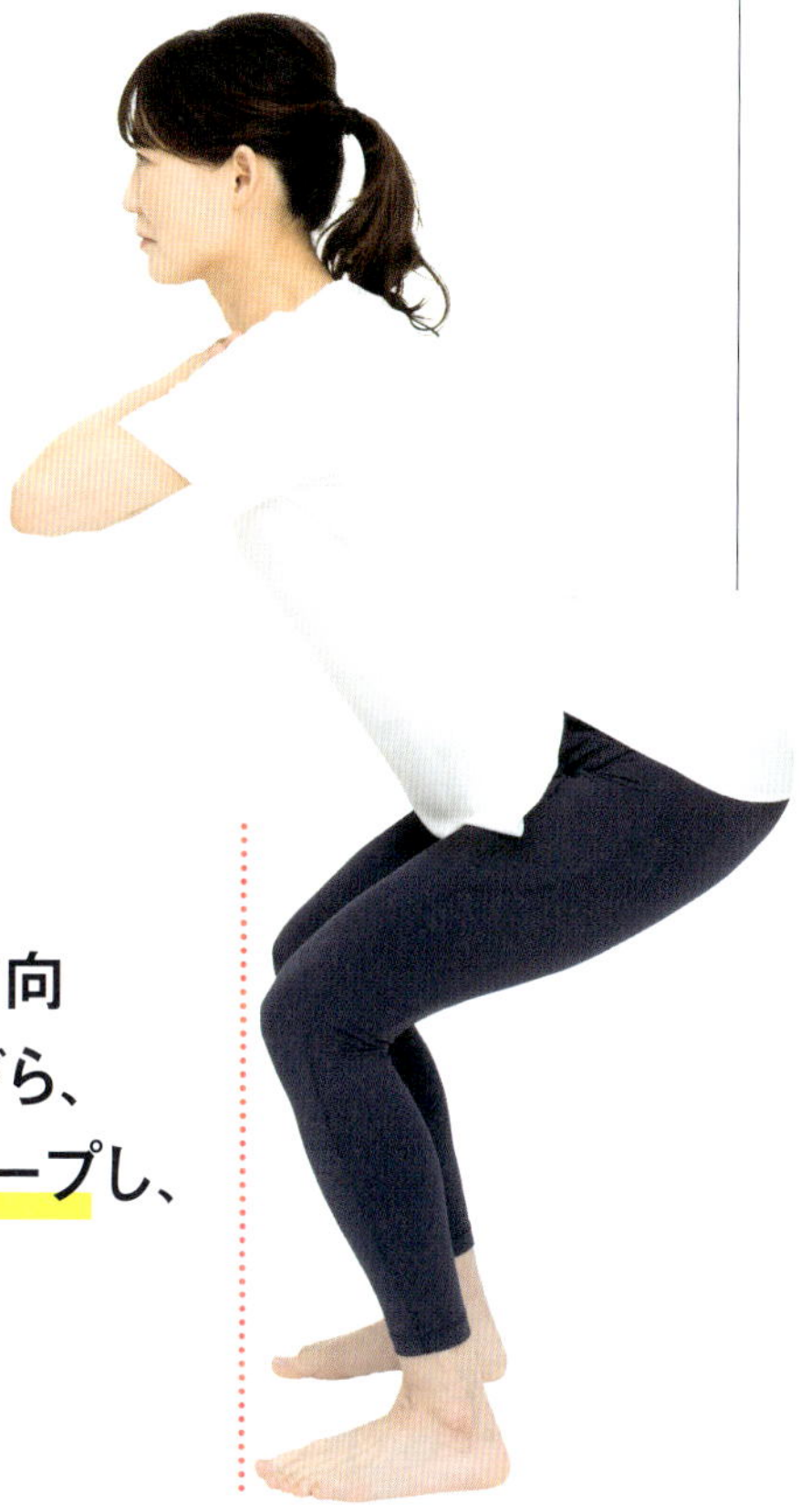

STEP 2

ひざが前を向き、太ももまっすぐ同じ方向であることを意識しながら、おしりを落として5秒キープし、ゆっくり戻します。10回×3セット。

ここでご紹介した体操は、ひざ痛の改善と予防に
間違いなく効果のあるものです。
ご夫婦で、あるいは友人となど、
誰かと一緒に行うことで、長く継続できるようにしましょう。

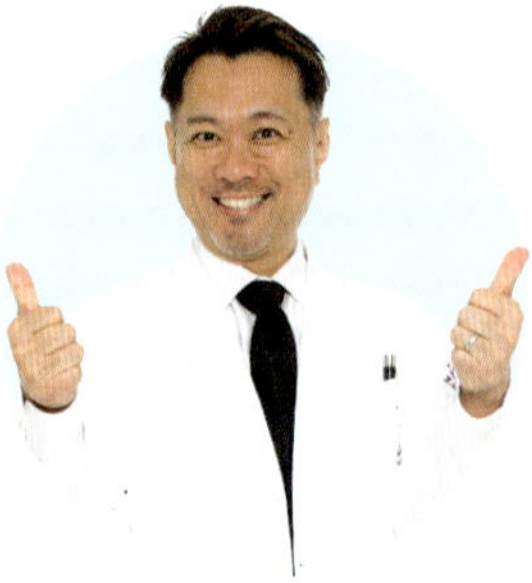

第4章

もっと生き生き！ひざ体操

第3章の体操が行えるようになったら、この章で紹介する体操にも挑戦していきましょう。今ある筋肉が衰えないように維持し、さらに強化していくことができます。

ひざ痛は自分で治せます！

第1章でひざの関節が60年ほどで壊れ始めるというお話をしました。60歳を過ぎると健康な方でも多かれ少なかれ、ひざが痛み始めます。ひざ痛は、ひざ関節に変形が起き始めていることを示すサインです。その痛みを「大したことはない」「病院に行くほどではない」と放置せず、初期のうちに対策をとることが大事です。

初期のひざ痛を治すには、まず運動です。ただ、急に激しい痛みが出たり、ひざが腫れたりしている場合は、必ず整形外科を受診してください。急激な痛みや腫れは炎症が起きているということなので、先に炎症をとる治療を行う必要があり、運動はそのあとです。筋肉量は20代をピークに減少が始まり、60歳を過ぎると急激に落ちるといわれています。とくに下半身が衰えやすいので、ひざ痛を起こさない、そして起きてしまったひざ痛を治すためにも下半身の筋肉が衰えないよう維持する必要があります。

下半身の筋肉維持には、まず歩くことです。1日4000歩から8000歩が目標

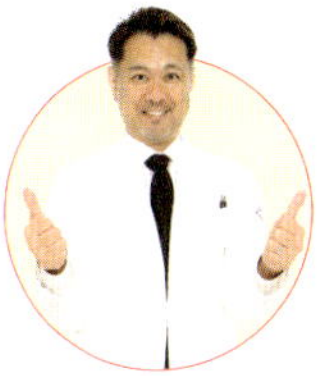

下半身の筋肉維持には、
まずは歩くこと。
そして、ここで紹介する
体操を実践しましょう。

です。今はスマートフォンにも歩数計の機能がついているので、ぜひ1日の歩数を確認してみてください。とはいっても、歩くのはあくまで筋肉を維持するため。つまり、今ある筋肉を保つことはできますが、強化するほどの運動にはなりません。だからこそ、これからご紹介するトレーニングを実践してください。私どもの病院のトレーニングセンターで指導している体操です。人工関節などの手術を受けた患者さんがやっている体操ですから、誰にでもできます。時間もさほどかからないので、**朝、起きてから、またお風呂上がりになど、ご都合のいい時間帯にチャレンジしてください**。

ひざ関節の変形は3～6か月で一気に進むとお話ししましたが、痛みが出始めたら遅くとも6か月以内に治療を始めないと、ひざ関節の変形が急速に進んでしまいます。痛みを我慢して治療を遅らせれば遅らせるほど、治療が難しくなってしまうのです。ひざはできるだけ早く治す。これが鉄則です。

動画で
もっと
わかりやすく！

もっと生き生き！
ストレッチ
01

STRETCH FOR KNEE PAIN

内もも裏伸ばし

テレビを見ながらでも行うことができる運動です。ハムストリングスの柔軟性を高め、トレーニングをより効果的にする、日々の準備運動に。

STEP 1

床に座って、背筋を伸ばし、大きく脚を開きます。開くのは、ひざが曲がらない角度まで。

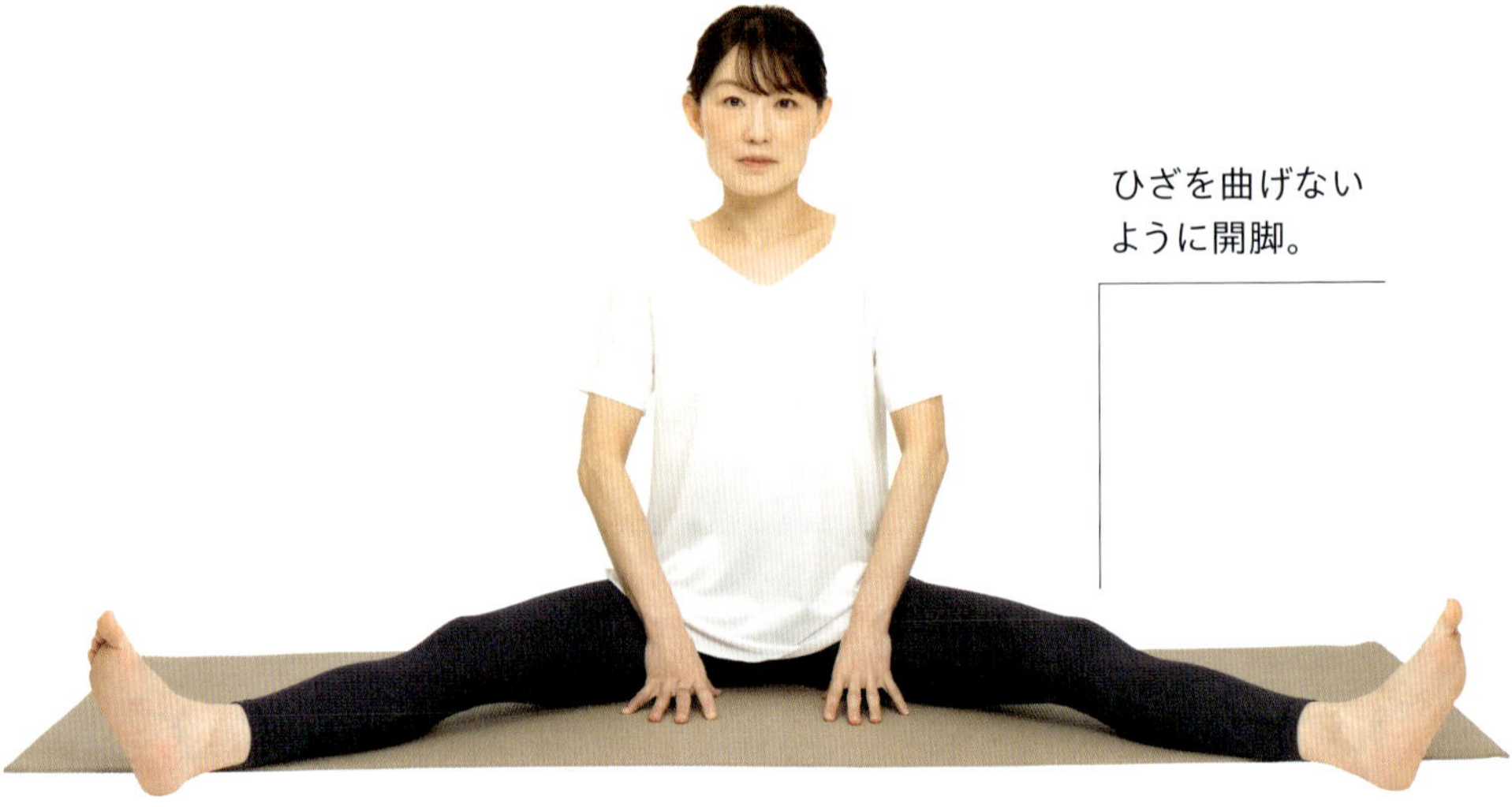

ひざを曲げないように開脚。

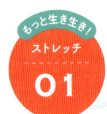

STEP 2

息を吸って吐きながら、
床についた手を少しずつ前にずらして、
体を前に倒していきます。
太ももの内側が伸びていることを意識して、
限界まで倒したら、
10秒キープして元に戻します。
10秒×3セット。

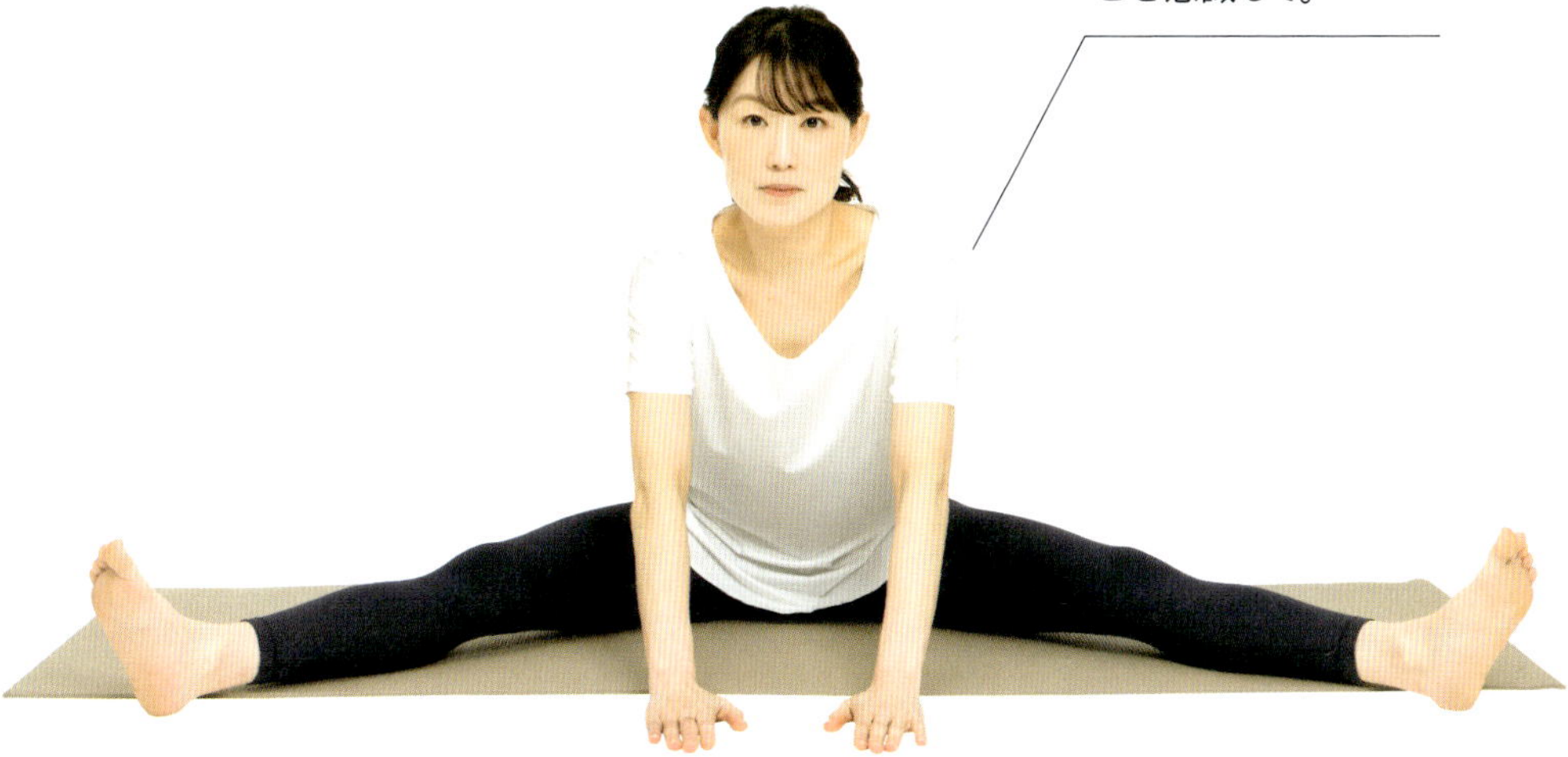

背中を丸めないように注意し、太ももの内側が伸びていることを意識して。

動画でもっとわかりやすく！

もっと生き生き！
ストレッチ
02

STRETCH FOR KNEE PAIN

外もも伸ばし

大腿四頭筋の中でも、とくに外側広筋をしっかり伸ばせるストレッチです。固まりがちな足首もしっかり伸ばせるので、脚全体のストレッチに。

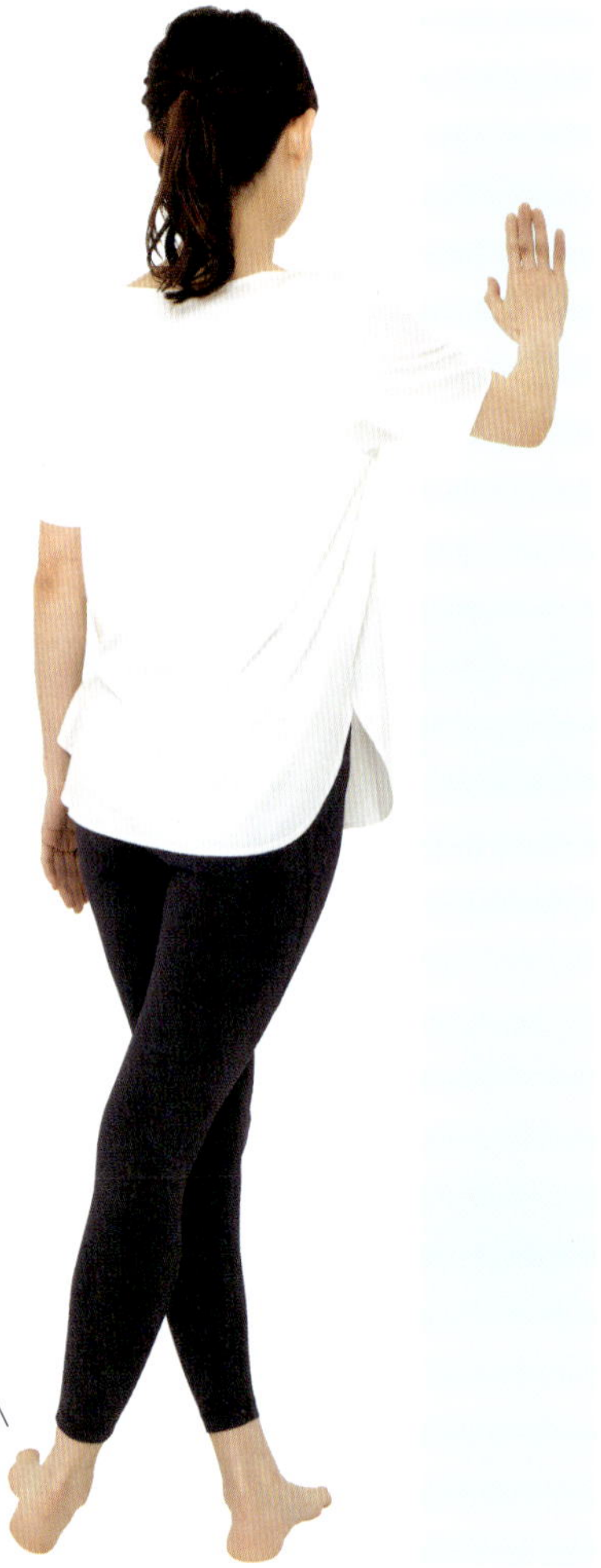

STEP 1

右手を壁につき、右脚を左脚の後ろにクロスして、足の外側の側面を床につけます。足裏を見せるような感じに。

足首に負荷をかけすぎないよう注意して。

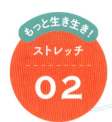

STEP 2

左の肩をゆっくり下げて10秒ほどキープ。
そのとき、右の太ももの外側が
伸びるのを感じましょう。
10秒×3セット。反対側の脚も同様に。

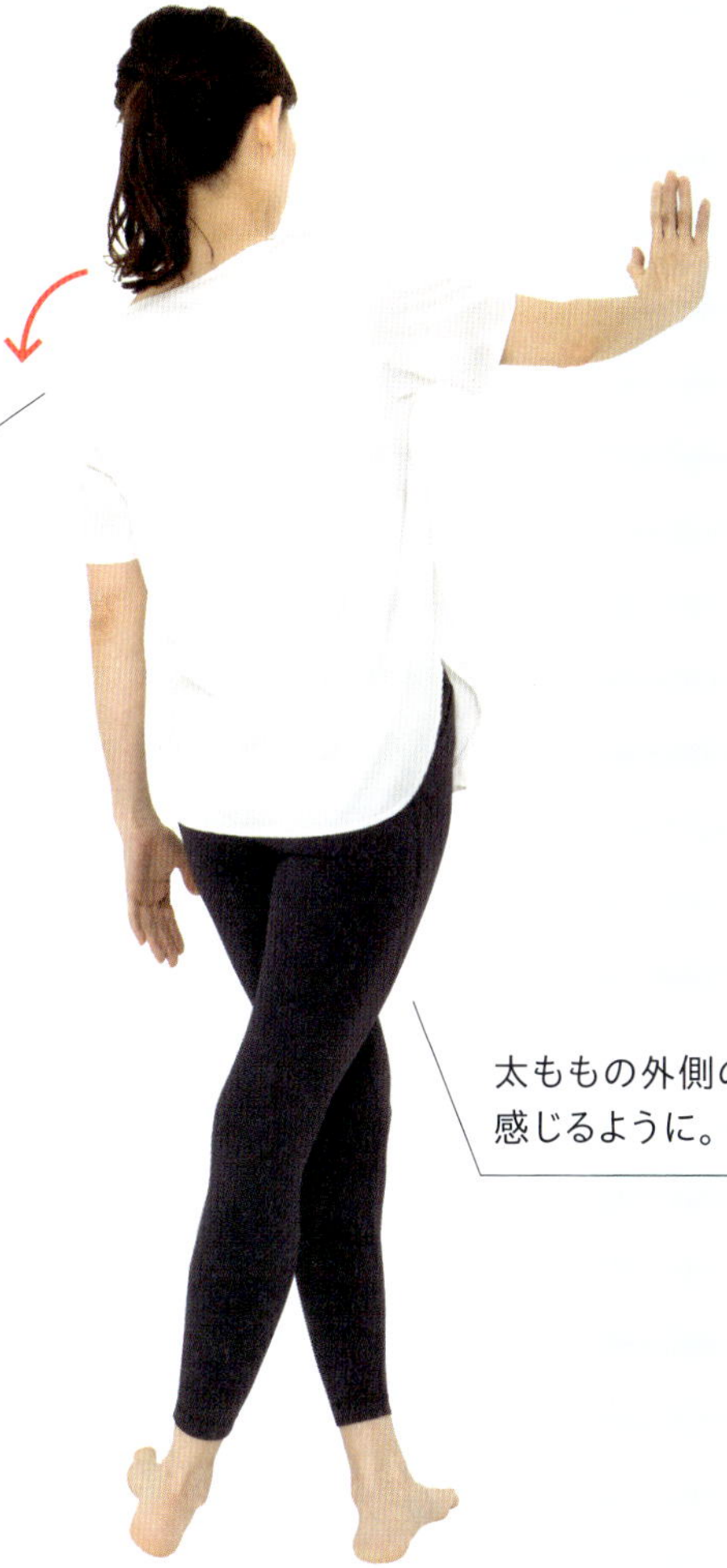
肩をゆっくり
下げて。
太ももの外側の伸びを
感じるように。

もっと生き生き！
ストレッチ
03

STRETCH FOR KNEE PAIN

動画で
もっと
わかりやすく！

アキレス腱伸ばし

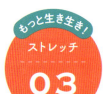

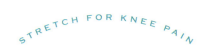

年齢を重ねると硬くなりがちなアキレス腱は、トレーニング前にしっかり伸ばしておく必要がある部位です。ウォーキング前には、このストレッチを。

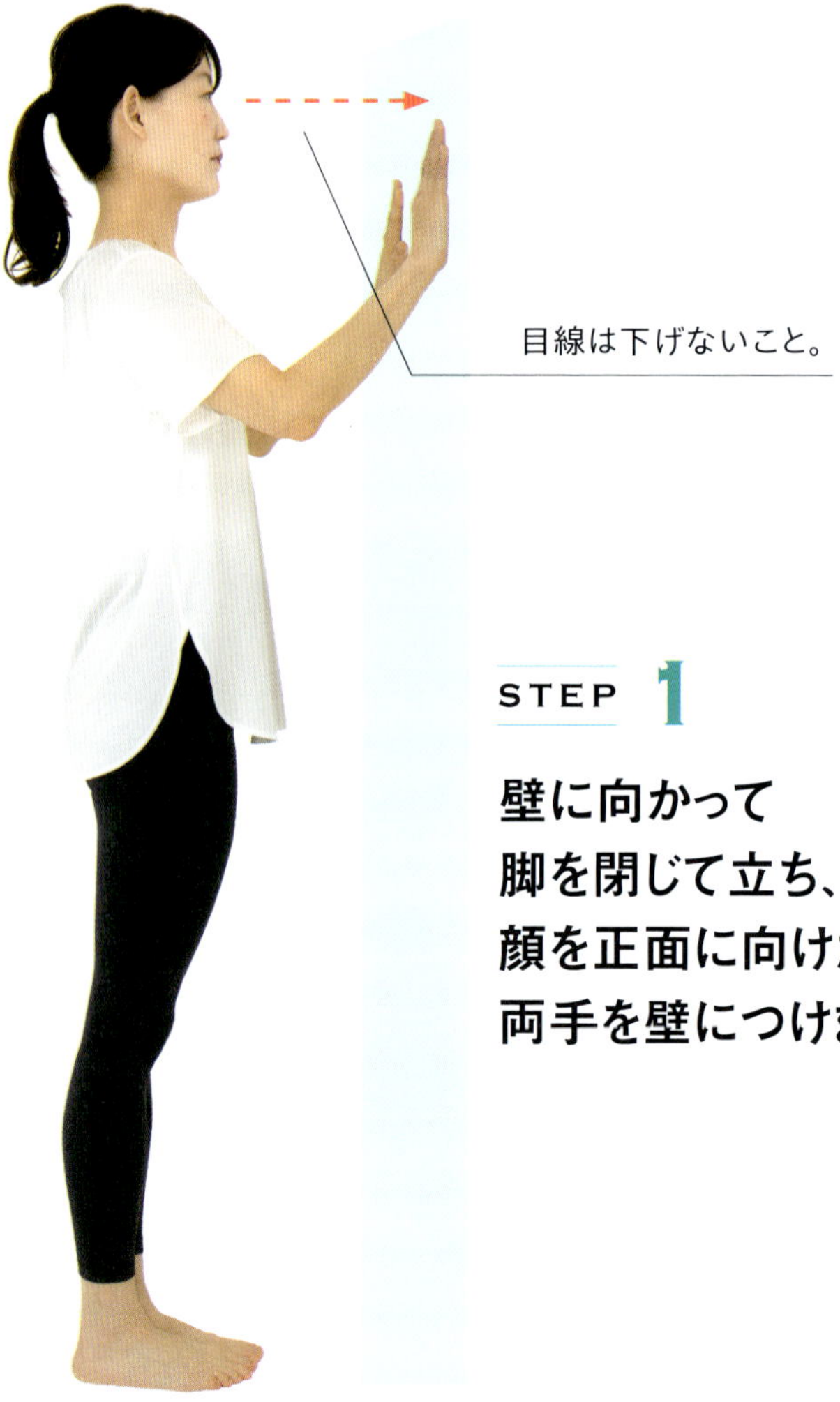

STEP 1

壁に向かって
脚を閉じて立ち、
顔を正面に向けたまま
両手を壁につけます。

STEP 2

伸ばすほうの脚を後ろに引き、
体重を前の脚に移動させます。
後ろに引いた脚のふくらはぎを
しっかり伸ばしていき、10秒ほどキープ。
10秒×3セット。反対側の脚も同様に。

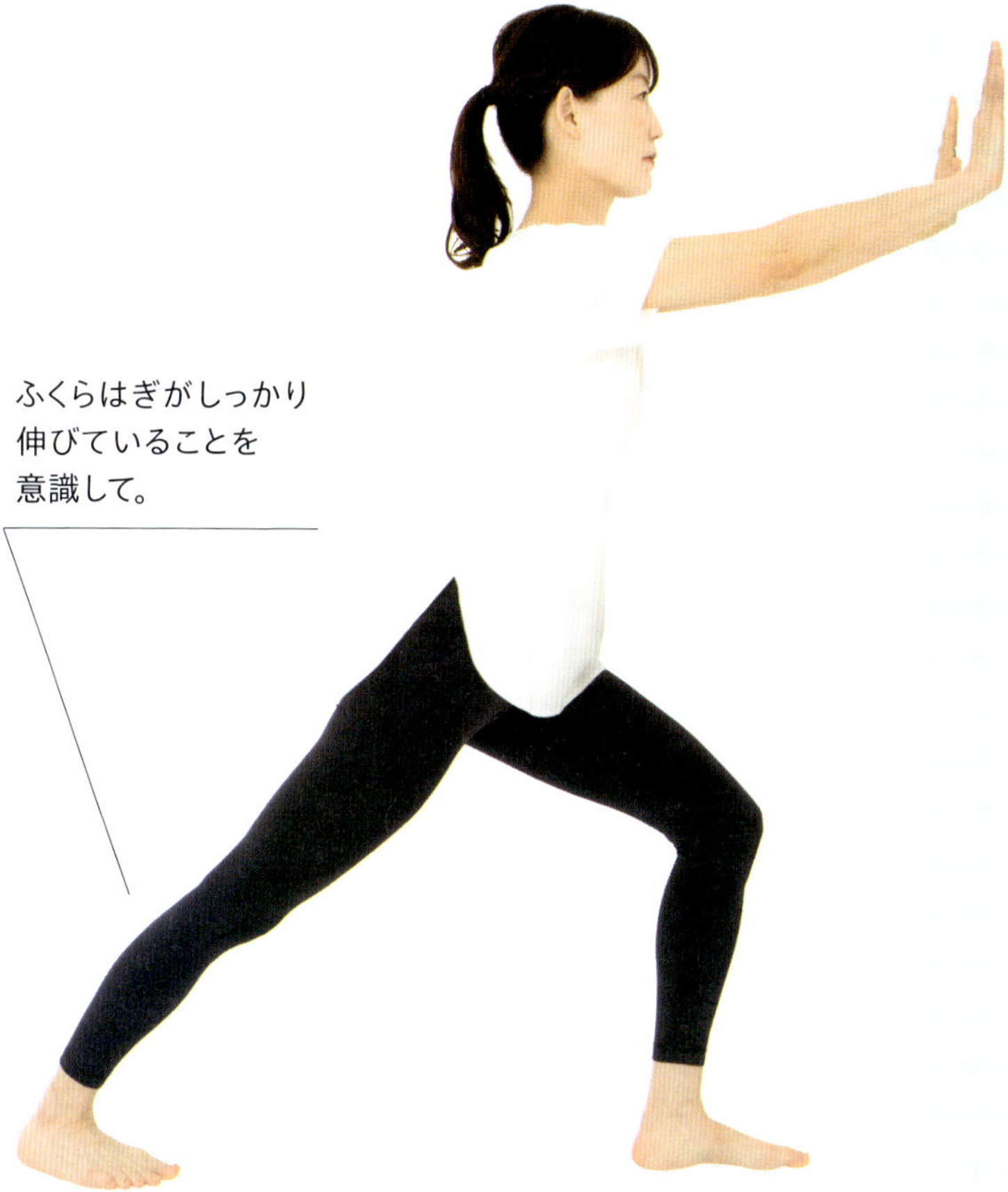

ふくらはぎがしっかり
伸びていることを
意識して。

もっと生き生き！
トレーニング
01

TRAINING FOR KNEE PAIN

動画で
もっと
わかりやすく！

もも上げ

ひざに痛みがある人にも効率よくできる、腸腰筋《ちょうようきん》のトレーニングです。動作をゆっくり行うことで、より筋肉に強く働きかけます。

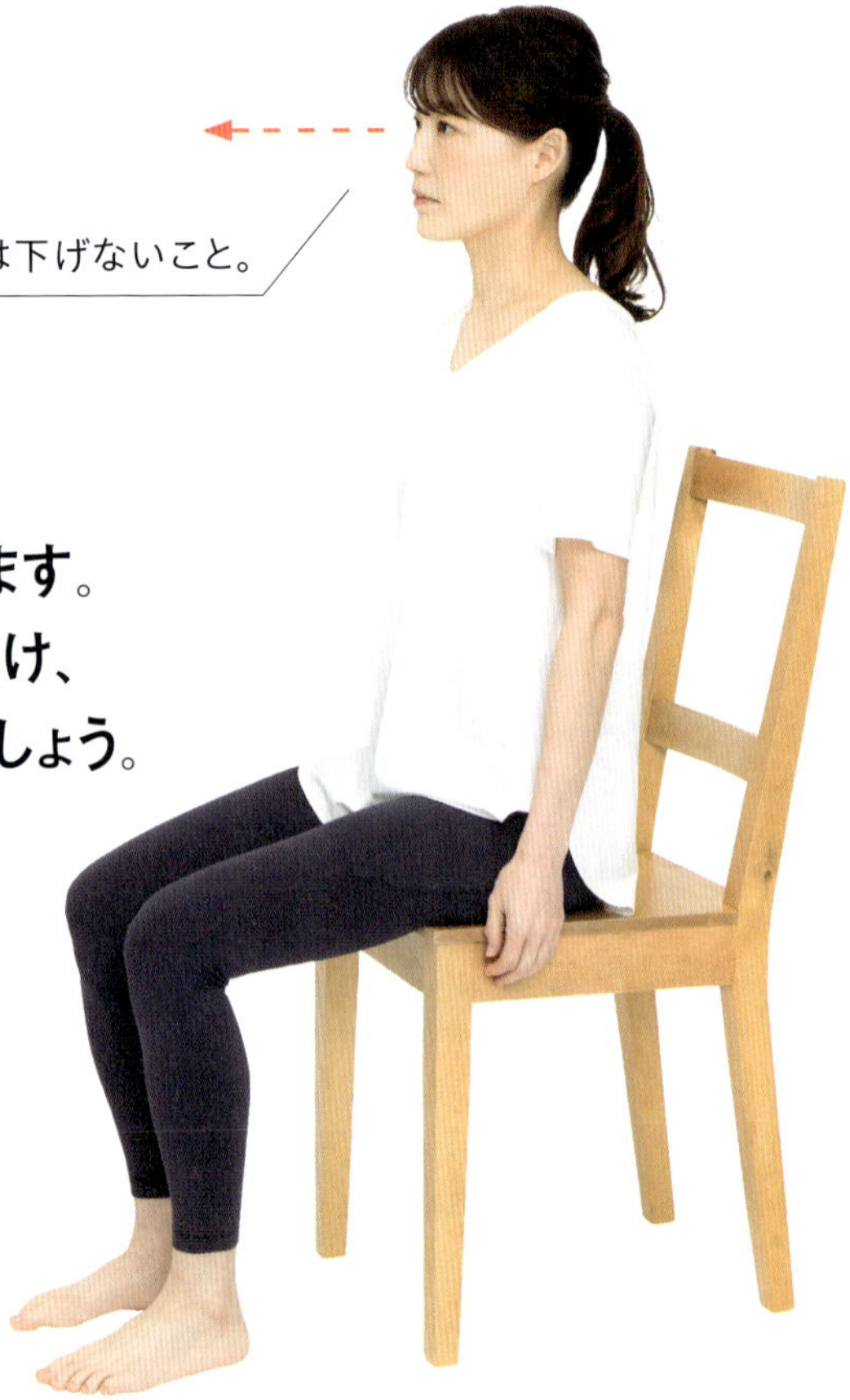

STEP 1

イスに浅く座ります。
目線を正面に向け、
背筋を伸ばしましょう。

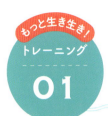

STEP 2

ひざをゆっくり持ち上げて
胸に近づけます。
10秒ほどキープしてから
ゆっくり元の位置に下ろします。
10回×3セット。反対側の脚も同様に。

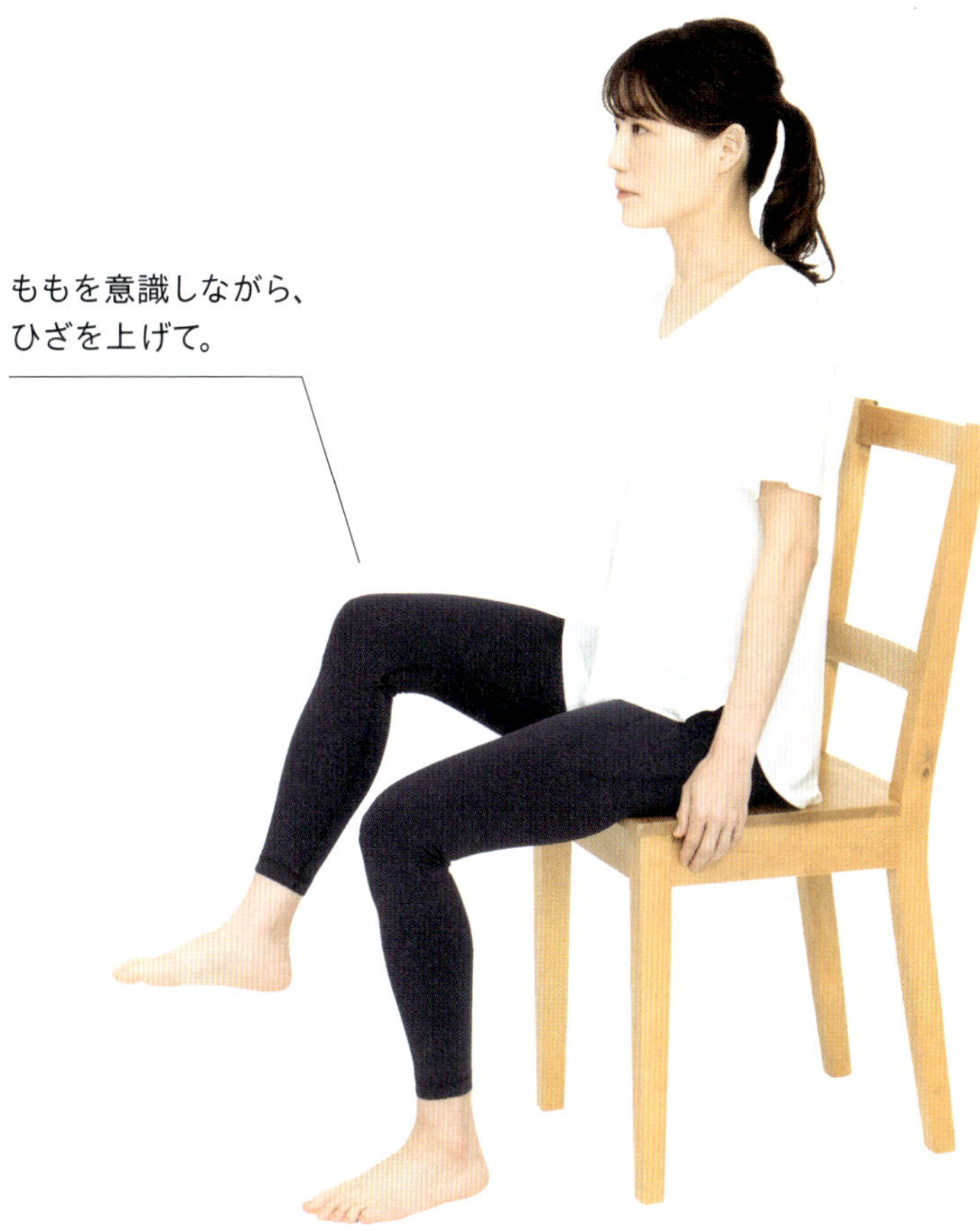

TRAINING FOR KNEE PAIN

動画で
もっと
わかりやすく！

もっと生き生き！
トレーニング
02

外転筋トレーニング

おしりと大腿四頭筋の外側をきたえる、外転筋《がいてんきん》トレーニング。腰痛予防にも、ひざ痛予防にも効果的なトレーニングです。

STEP 1

**横向きに寝て、
下側の脚はひざを直角に曲げます。
上側の脚は伸ばし、
ひざのお皿とつま先が
正面を向くようにします。**

体がなるべく一直線になるよう横たわりましょう。

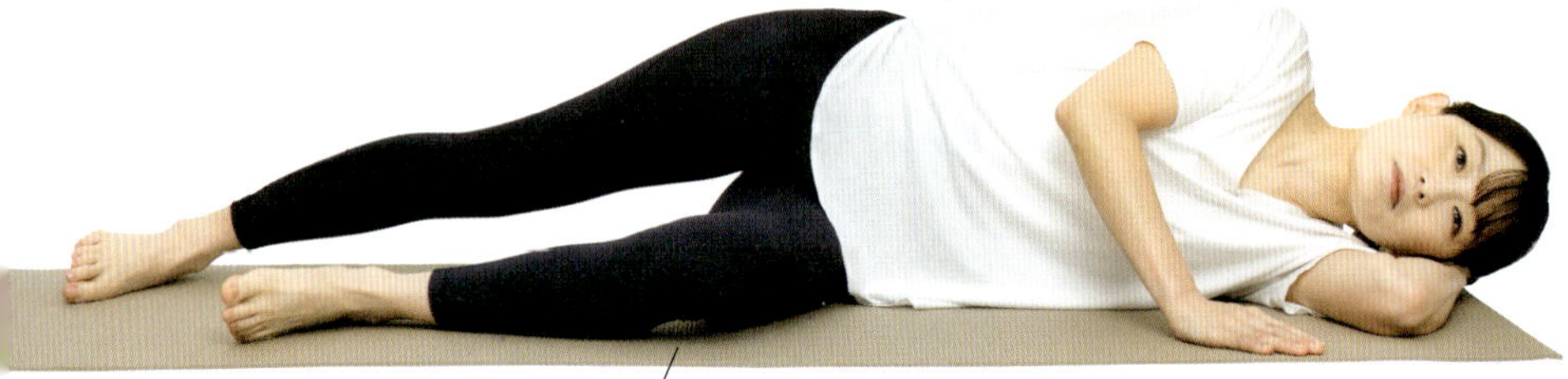

ひざは直角に。

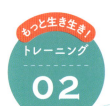

STEP 2

息を吐きながら、上側の脚をゆっくりとまっすぐ上に持ち上げ、5秒ほどキープしたら、ゆっくり元の位置に下ろします。10回×3セット。反対側の脚も同様に。

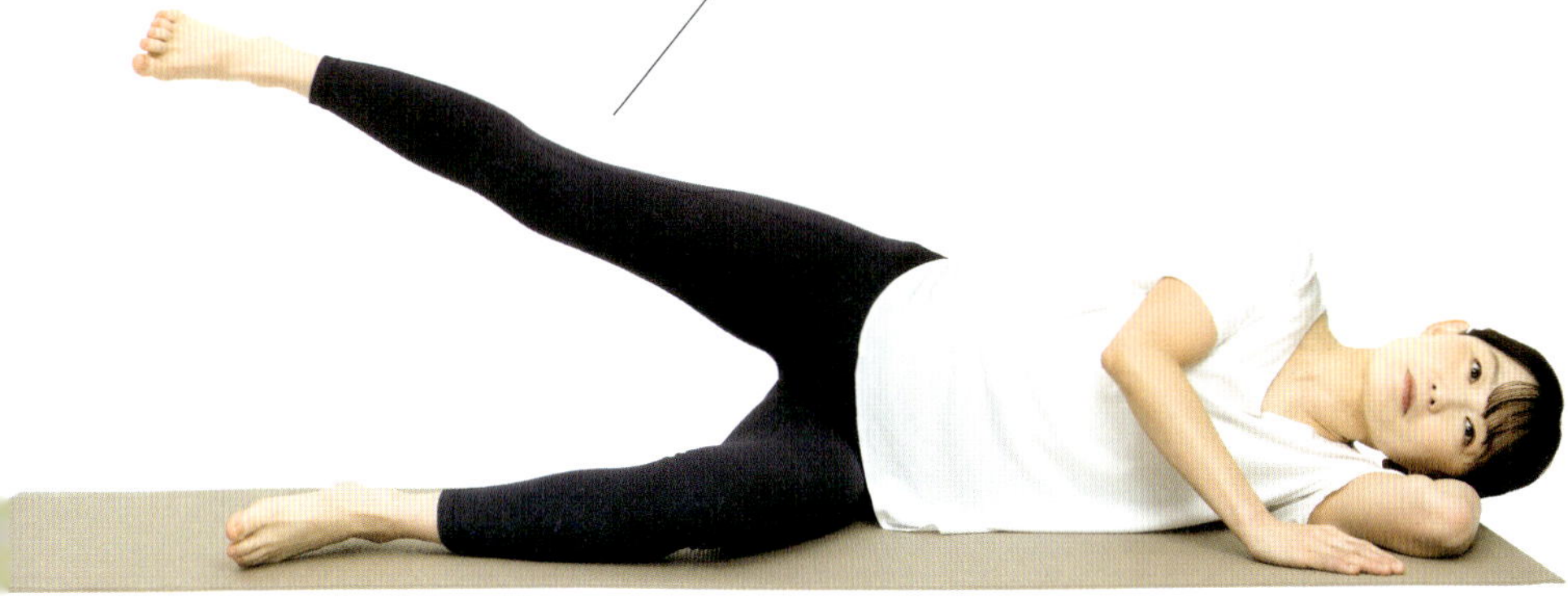

無理して高く上げなくても、
脚が床から上がっていればOK。

もっと生き生き！
トレーニング
03

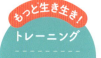

TRAINING FOR KNEE PAIN

腹筋トレーニング

動画で
もっと
わかりやすく！

腹筋は、正しい姿勢を保つために大切な筋肉。加齢により衰えやすい筋肉のひとつで、背骨の変形や腰痛の原因にもなるので、日々動かしましょう。

STEP 1

**仰向けに寝て、両脚を軽く開いて
両ひざを直角に立て、
両手を太ももの上に置きます。**

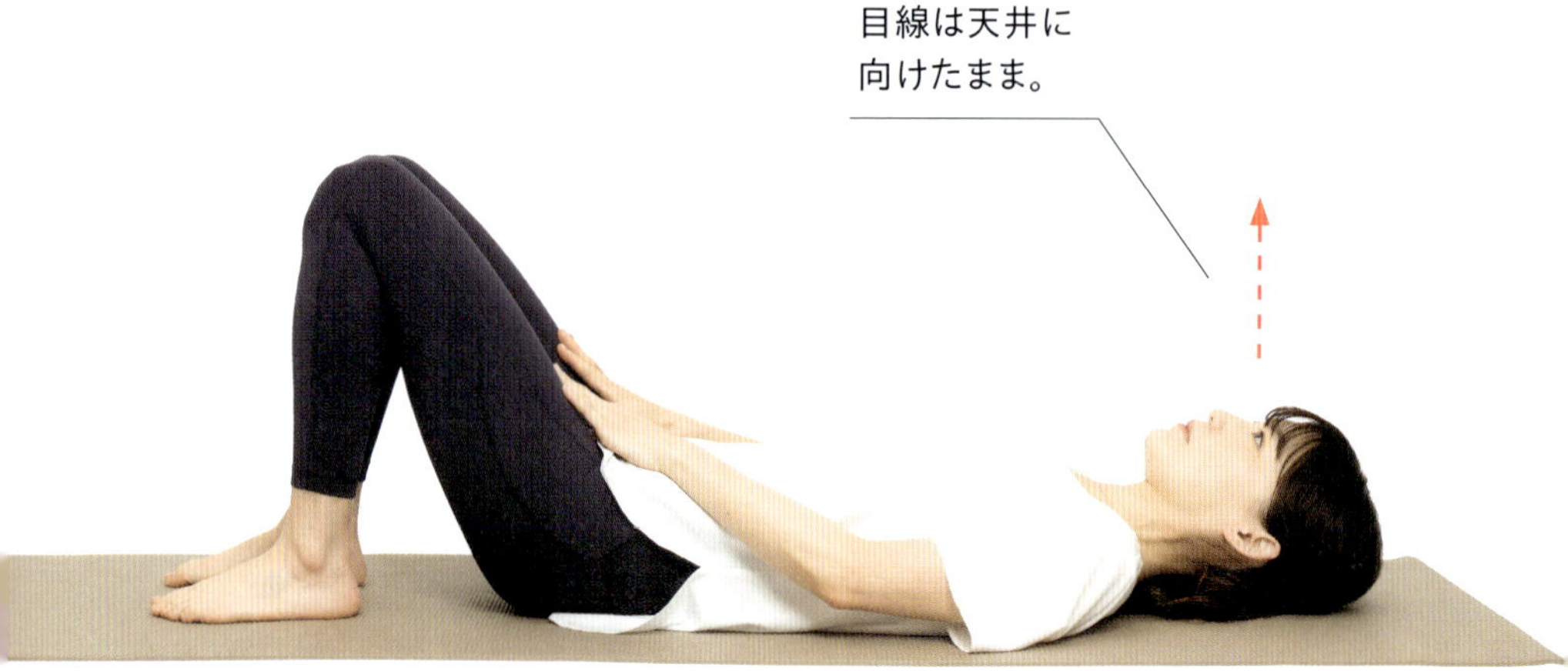

STEP 2

目線は天井に向けたまま、
両手で太ももをなでるように、
ゆっくり体を起こしていきます。
5秒ほどキープして、元の位置に戻します。
10回×3セット。

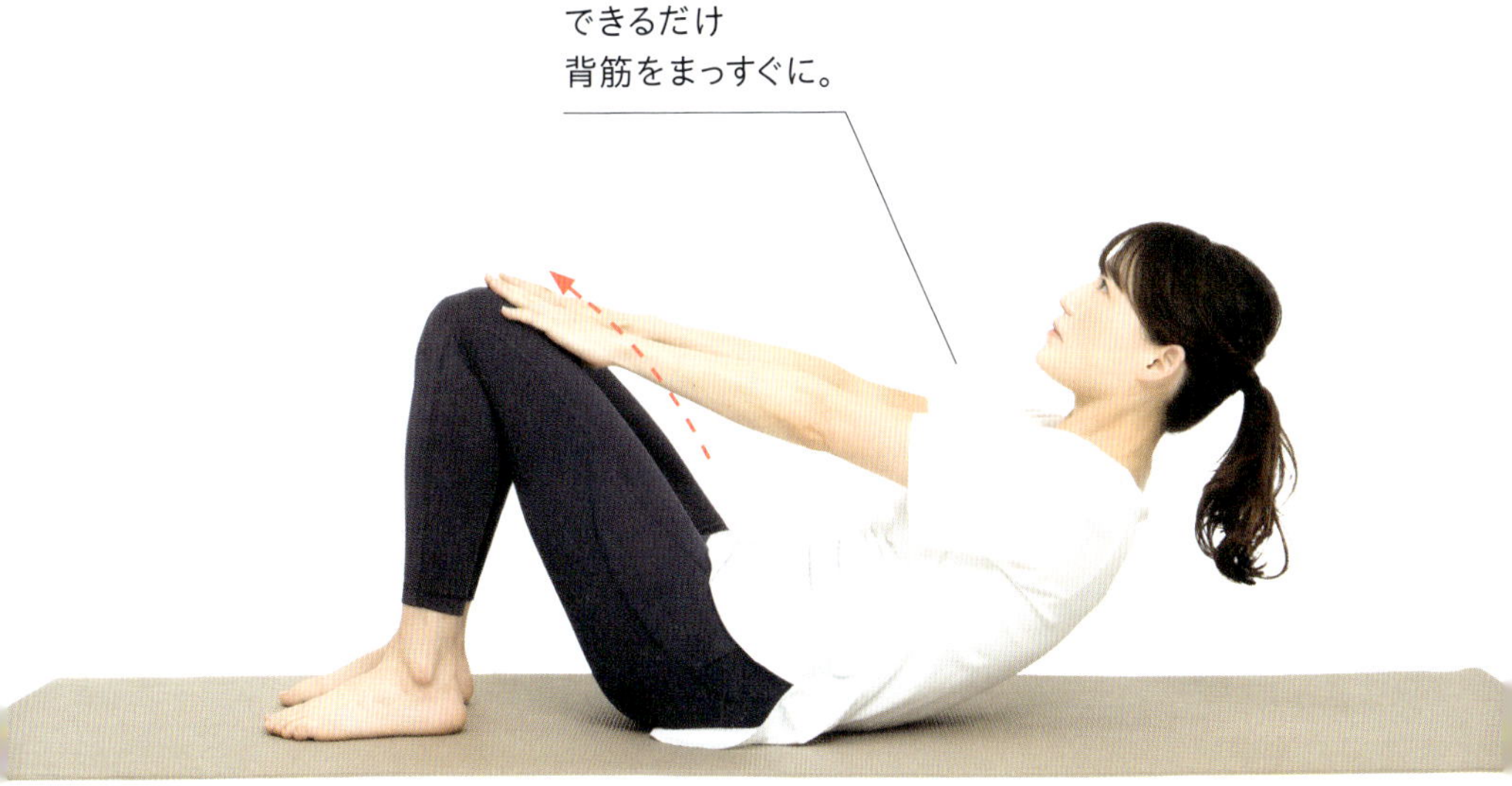

もっと生き生き!
トレーニング
04

TRAINING FOR KNEE PAIN

動画で
もっと
わかりやすく!

タオルキャッチ

足の指を動かすことは、足底筋《そくていきん》の強化につながります。運動を忘れがちな人も、テレビを見ながらでよいので、やってみましょう。

STEP 1

**背筋を伸ばして
イスに座り、
足の下に
タオルを敷きます。**

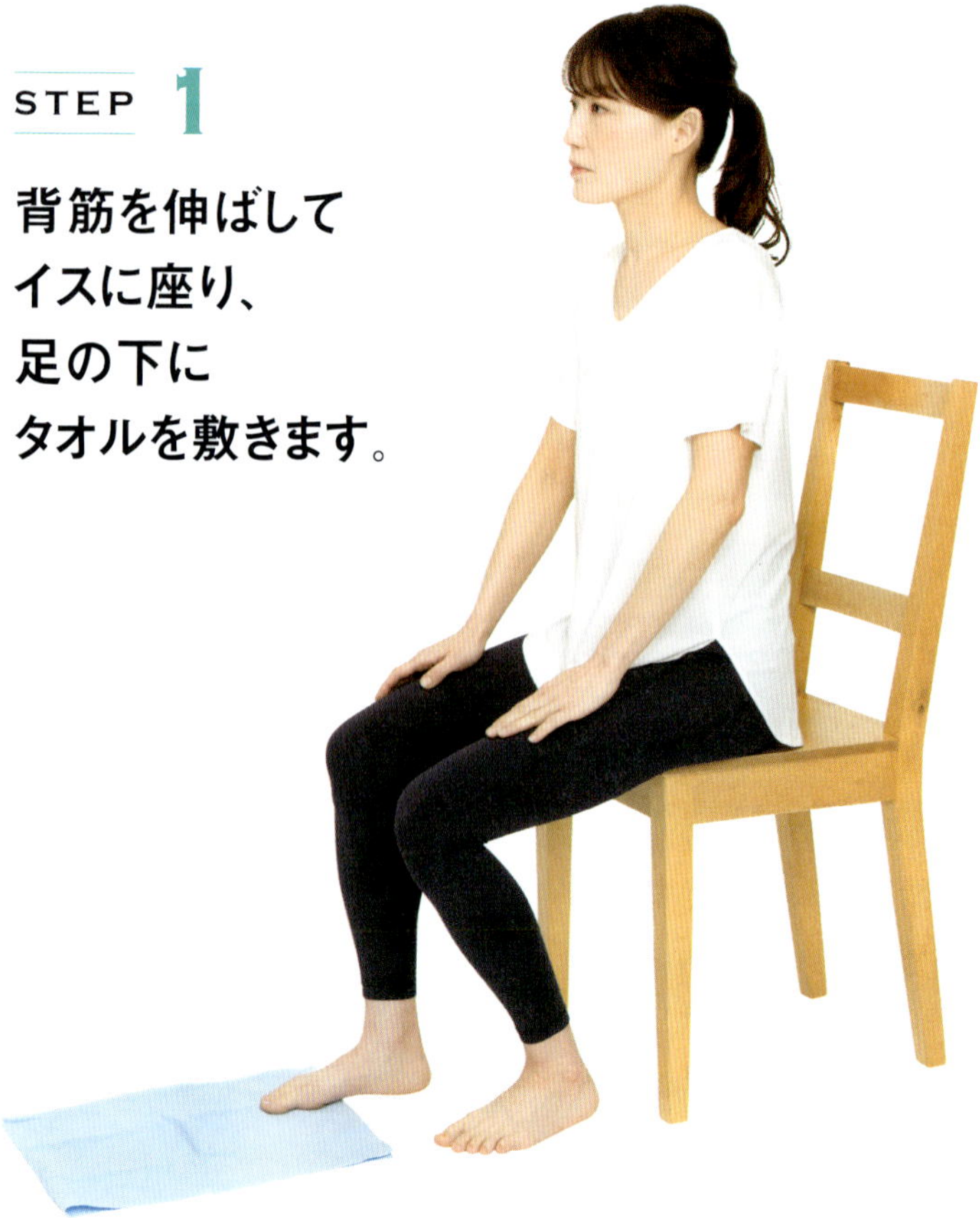

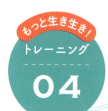

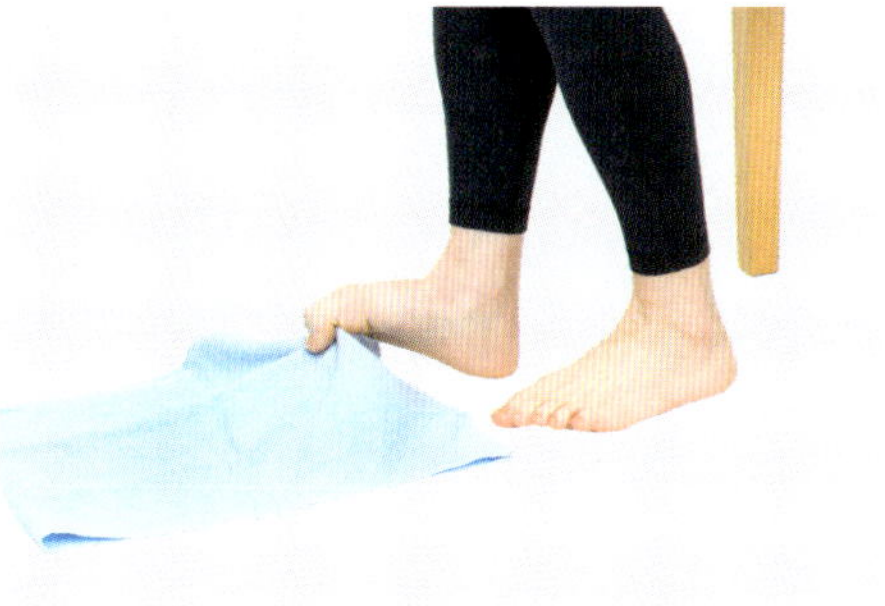

POINT

指先でつかんだタオルを戻す際は、ゆっくり指先を動かしましょう。

STEP 2

足の甲全体を丸めるようにして、指先でタオルをギュッとつかみます。しっかりつかめたら、元に戻します。両足10回ずつ。

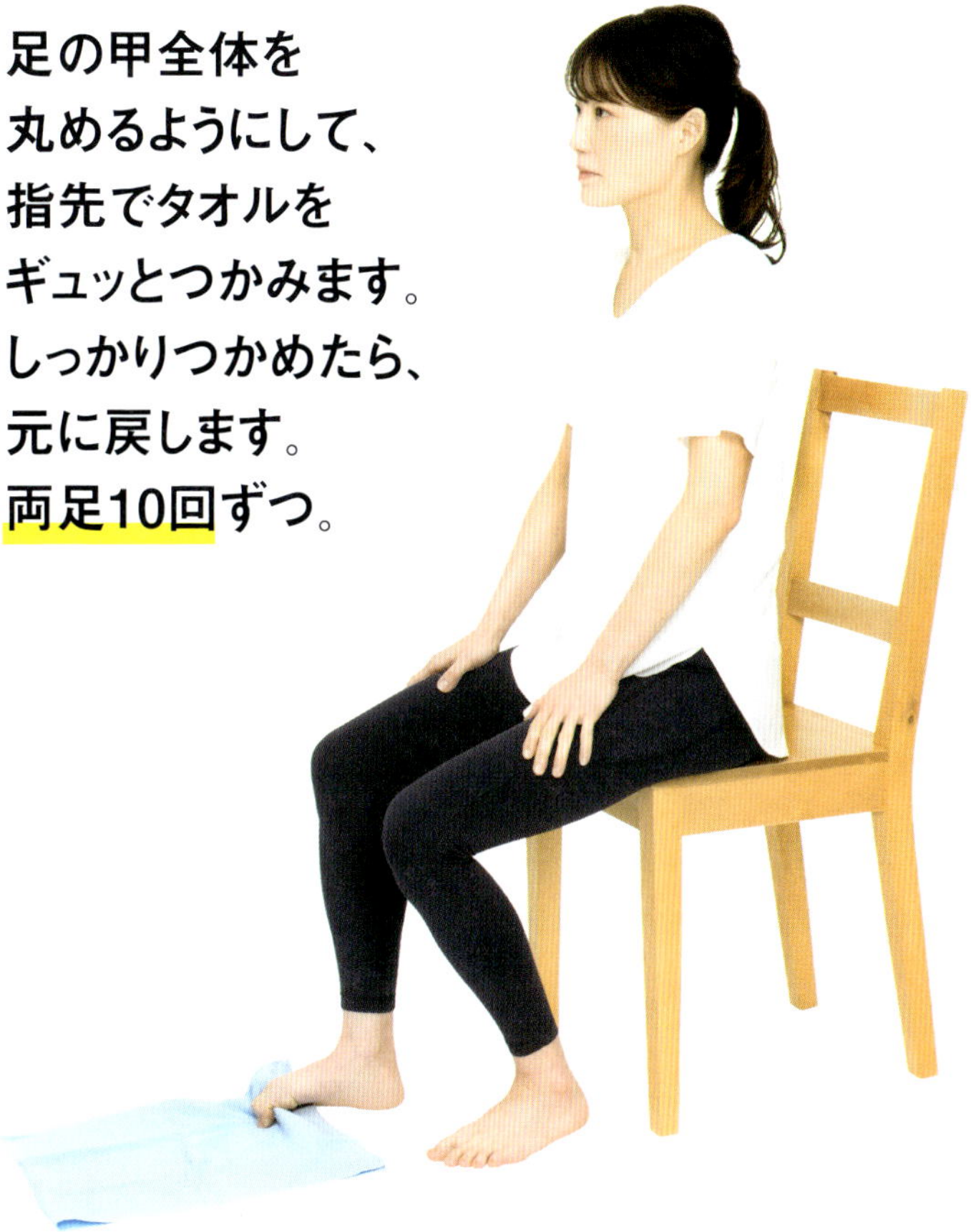

ひざ痛については、いろいろと誤解されている
ことも多く見受けられます。
次の章では、一般の方には意外に知られていない
ひざ痛の真実について明らかにしましょう。

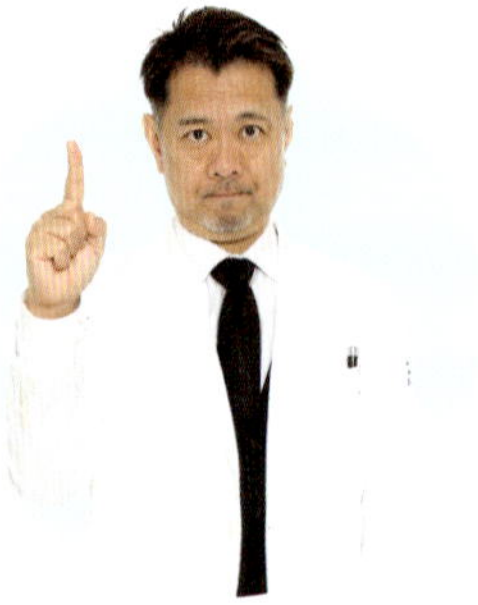

第5章

あなたは知ってる？ひざ痛の誤解

肥満の人がひざ痛になりやすいとよく誤解されているなど、ひざ痛に関して間違った認識が広まっていることがあります。正しい知識で、ひざ痛に対処しましょう。

太ったことでひざが壊れるのですか？

医学の分野において、時に間違った認識が世間に広まってしまうことがあります。第2章でひざには体重の2～3倍の負荷がかかっているという記事のお話をしましたが、肥満の人がひざ痛になる、とは限りません。そこを誤解されている人が多いように思います。たしかにひざは体重のほとんどを支える関節なので、体重の増加によって負担が大きくなります。でも肥満の人がすべてひざ痛になるわけではないのです。

肥満の話から少し逸れますが**「変形性ひざ関節症」の患者数は、男性より女性のほうが多い**という特徴があります。60代女性の約40％がひざ関節症であるのに比べ、男性は20％。70代女性の約70％に比べ、男性は40％程度と、どの年代も女性の患者数のほうが多いのです。その**理由のひとつは、女性の体は出産するために骨盤が広くなっていること**。骨盤が横に広いと、股関節やひざ関節が体の中心から遠くなり、それだけひざへの負荷が大きくなります。また女性の**閉経も理由のひとつ。閉経すると女性ホルモンの分泌量が急激に減り、その影響で骨を作る細胞の活動が弱まり、骨粗鬆症《こつそしょうしょう》に**

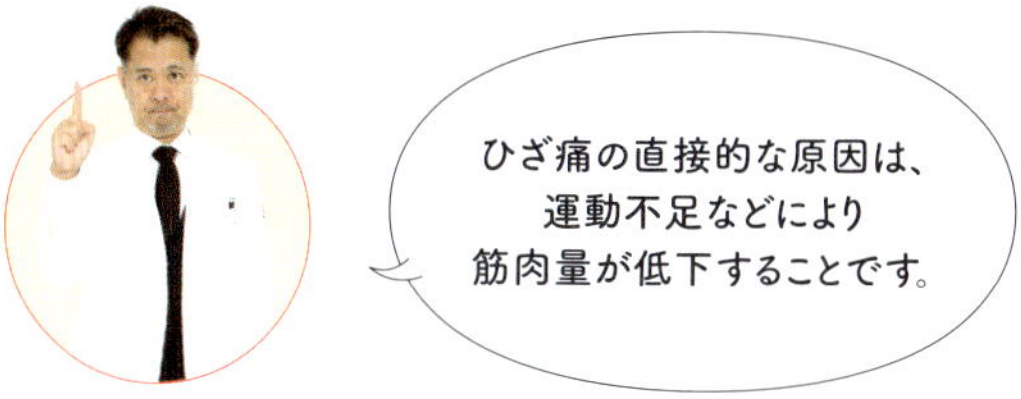
ひざ痛の直接的な原因は、
運動不足などにより
筋肉量が低下することです。

なりやすくなるのです。骨が脆くなれば、関節そのものが傷つく可能性も高くなります。

　実は私どもの病院で肥満が原因でひざを痛めた人は10％未満です。少なくともひざ関節症になる人の3分の1は肥満とは無関係といえるでしょう。そもそも体重が多い人でも、それ相応の筋肉量があれば、体重が原因でひざを痛めることはありません。スポーツ選手などはまさにそのよい例。かなりの体重であるお相撲さんも、ものすごい筋肉量を維持する稽古をして、ひざが壊れないようにしています。欧米の体が大きな人は、生まれつきそれだけの筋肉を持っています。日本人は遺伝的に欧米人並みの筋肉がないので、運動不足に陥るとたちまち筋肉量が低下します。筋肉量が減ると基礎代謝量が落ちて、太りやすくなってしまいます。日本人の肥満はほとんどがこのパターン。基礎代謝量は加齢でも減るので、中高年になって運動不足になるのは最悪の状況なのです。**ひざ痛の直接的な原因は筋肉量の低下であり、その結果、肥満になる**というのが真実でしょう。ただし糖尿病である肥満の人は、比率的にひざ痛になるリスクが高くなります。糖尿病の人は血管がボロボロになるなど、さまざまな合併症が起きやすい、体脂肪が多いタイプの肥満だからです。いずれにせよ、肥満は健康上さまざまな悪影響を起こすので、改善するに越したことはありません。

ひざ痛は食べ物でよくなりますか？

体は食べ物でできている。だから食べて治したい。その気持ちはよくわかります。患者さんからも「何を食べたらひざ痛がよくなりますか？」との質問をよく受けます。はっきりお答えしますが、ひざによい食べ物も、痩せる食べ物もありません。

たしかに患者さんの中には体重を落としたほうがよい方もいますので「少し体重を落としましょう。痩せましょう」とご提案するのですが、まず聞かれるのが「何を食べたらいいですか？」ということ。そんな患者さんには、少しいじわるに聞こえるかもしれませんが「食べたら太るんですよ」とお答えしています。現状が食べすぎで太っているのに、何かを追加しては、さらに太ります。**体によいものであっても、足し算しては体重を減らすことはできません。むしろ食べないこと、引き算を考えてほしいのです。**

ひざ痛に効く食べ物はありませんが、関節によくない食べ物は存在します。それは日本人の主食ともいえる白米です。お米はご存じのように炭水化物に分類されます。

炭水化物は糖質と食物繊維を含んでおり、糖質は私たちが生きていくための大事なエネルギー源となります。その糖質は体内でブドウ糖と果糖に分解され、エネルギーとなり、体を構成する物質の一部にもなります。糖は分解されたとき、鎖状に結合した分子になります。これを「糖鎖」といい、軟骨の成分であるグルコサミンやコンドロイチンにもつながっています。しかし**糖質をとりすぎると、この連結が弱くなり、壊れやすくなってしまう**のです。ただしこれは動物実験レベルでの話で、それほど心配する必要はありません。

とはいえ、人間にもまったく影響がないとはいえないので、私が患者さんにお伝えしているのは**主食を玄米にすることです。そもそも白米は玄米から糠《ぬか》と胚芽の部分を取り除いたもの。糠にはビタミンやミネラル、食物繊維が豊富に含まれています。**玄米が食べにくいという人は白米に何割か交ぜて炊いてもいいでしょう。ひざのために食事を変えたいと考えるのなら、まずは白米を玄米に切り替えることをお勧めしたいと思います。

ダイエットすれば、ひざ痛は治りますか？

夏前になると、さまざまな雑誌で特集が組まれるダイエット。美容目的のために行うイメージが強いダイエットですが、高齢者にとってはあらゆる病気の原因となる体脂肪を落とすため、食事や運動の面で生活習慣についての指導が行われています。

ただし、これが自己流となるとどうしても運動より食事のほうに重点が置かれてしまいがちです。運動で消費するエネルギーはたかが知れているため、ダイエットにおける食事と運動の割合は、食事9割に対して運動1割程度でよいと指導する専門家もいるようです。たとえ1割でもきちんと運動できていればよいのですが、年齢を重ねた人ほど楽なほうを選びがちで、「運動しても消費エネルギーはそんなものなのか。それなら食べなきゃいいのでは」と勝手に解釈する人もいるでしょう。そうして食事量を減らすと、摂取エネルギーが減ります。**人間の体は食べ物からエネルギーを摂《と》れ**

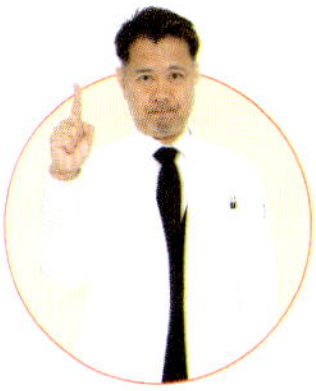

ひざ痛を解決するには
食事を減らしつつ
たんぱく質摂取を心がけ、
運動で筋肉を増やします。

なくなると、体脂肪を燃やしてエネルギーにします。その結果、痩せていくというわけです。それによって体脂肪が減れば、生活習慣病が改善することもあるでしょう。

でもひざ痛に関しては、体脂肪を減らすだけでは治らない可能性があるのです。体重が減れば、ひざ関節への負担は減ります。一方で、ひざ痛を治すために大切な筋肉量は食事を減らしても増えません。むしろ筋肉を作るためのたんぱく質が不足してしまう可能性があります。**筋肉は、何もしなければ毎日一定量が分解されていき、その分を毎日食事から補わなければならないのです**。肉類を極端に避けるようなダイエットでは、たんぱく質不足に陥る可能性が大です。それならとたんぱく質を摂っても、運動しなければ筋肉量は増えず、現状維持が関の山です。

ひざ痛を根本的に解決したいのなら、低下した筋肉量を増やすことが第一歩です。**食事を減らしながらたんぱく質摂取を心がけ、さらに運動で筋肉を増やす**。ぜひその運動には、本書で紹介しているエクササイズを行ってみてください。

ヒアルロン酸サプリで軟骨は修復されますか？

ヒアルロン酸を注射器でひざ関節に直接注入する方法で、ひざ関節の痛みが軽減するというお話を第2章でしました。今や多くの方がサプリメントを栄養補助に利用していることもあり、「ヒアルロン酸のサプリメントはひざに効くのですか？」という質問をいただきます。

これは正直、ＹＥＳとはお答えできない質問です。なぜなら、1日ボウルに2杯分のヒアルロン酸を食べたら軟骨が少し再生したという報告がありますが、これはあくまで研究データであり、普通の生活を送る方が、現実にそんな大量のヒアルロン酸を口から摂取することはできないからです。

昔、ある健康雑誌で「キクラゲを食べてひざ痛が治った」という記事を読んで驚いたことがあります。たしかにキクラゲはヒアルロン酸の含有量が多い食品です。しかし、過去のデータからも、キクラゲを多少多めに毎日食べたくらいでは、軟骨が再生するほどの量には至りません。何人もの体験談が掲載されたその記事はもしかすると、キクラゲを食べつつ、筋肉をきたえる運動をした方々の体験談を、さも〝キクラゲだけで治った〟ように誇張して書かれたものだったのかもしれません。いずれにしてもキクラゲを食べるだけでひざ痛が治るというのは、科学的根拠のない話です。

サプリメントも一時のブーム的に摂取するのでは、まったく意味がありません。そしてダイエットと同じようにひざ痛も、口から摂取するものだけに頼っては治りません。**サプリメントや食事でひざに負担をかけない体づくりを心がけながら、並行して運動を行う**。これこそが、ひざ痛を緩和する一番の方法だと私は思います。

ハイヒールはひざに悪い履き物ですか？

「そんなかかとの高い靴を履いていると、ひざを痛めるよ」。こんなことを言われたことはありませんか？　これは大きなお世話、いや間違いです。実はほどほどのハイヒールは、ひざによい履き物なのです。

電車の中で吊り革につかまっているとき、ヒールの高い靴を履いている女性はひざをまっすぐ伸ばして立っているはずです。そしてフラットな靴を履いている女性はというと、どちらか片方のひざが曲がっていることが多いはずで、前者の女性のほうが圧倒的にひざに負担がかからない立ち方をしています。

実はほどほどのハイヒールは、足の3つのアーチをしっかり支えることができるのです。**3つのアーチとは、かかとから親指の付け根を結んだ「内側縦アーチ」、かかとから小指の付け根を結んだ「外側縦アーチ」、そして5本の指の付け根を結んだ「横**

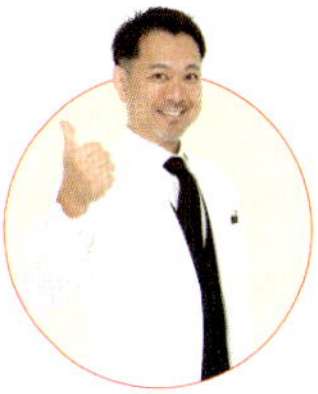

正しいヒールの高さの靴を選ぶと、
足の3つのアーチを
しっかり支えて、
ひざを痛めません。

アーチ」のこと。ここをしっかり支える作りなら（あまり安価ではない靴ブランドのもの）、ひざを痛めることはありません。

でもひと口にハイヒールといっても、ひざによいものには条件があります。それはヒールの高さです。3・3センチ未満のヒールはひざによくありません。一方で、6センチを超えるヒールは腰を痛める原因になりやすいので、これもお勧めできません。**理想的なヒールの高さは、3・3センチ以上6センチ未満**です。3・3センチ未満の低ヒールは足が安定せず、横にグラグラ動きます。こうした靴を履いていると、かかとの外側が減ってきます。フラットな靴でも、横にグラグラする場合は同じことがいえます。

一方で3・3センチ以上6センチ未満のヒールなら、かかとをヒールの点で支えるので、足が横にグラグラ動くことはありません。ただし**ヒールが細いピンヒールは安定性に欠けるので、ある程度太さがあるヒールを選ぶべき**でしょう。またあまり安価な靴はソールの部分が3つのアーチを支えるように作られていないものが多いので、こちらもあまりお勧めできません。でも正しいヒールの高さの靴を選べば、むしろひざに負担なく一日を過ごせるのです。

歩きやすそうなフラットシューズの落とし穴

ひざに優しい靴とは、どんな靴でしょうか。歩行が楽なのは断然、かかとが低い靴やフラットな靴です。でも**靴底が平らだと、体重が母《ぼ》趾球《しきゅう》（足の親指の付け根）にのらないので、後ろのほうに荷重がかかることになります。そうなると倒れないようにと、体は無意識にバランスをとろうとしてひざを曲げます。**このひざを曲げた体勢が、ひざ小僧（膝蓋骨）によくないのです。つねにひざを曲げた体勢を続けていると、それだけひざにはストレスがかかります。しかもひざを曲げた状態が続くと、ひざの裏側から足の裏にかけての筋肉のスプリング効果が失われてしまい、すべての衝撃がひざにダイレクトにくるのです。

階段を下りるときフラットな靴だと、さらに大きな衝撃が加わります。たとえば5センチの段差をかかとで強く着地すると、実に体重の20倍の荷重がかかります。でも前の項でご説明した足の3つのアーチをしっかり支える靴なら、足元で衝撃を吸収できるので、ひざへの負担は少なくなります。この点でも、かかとにはフラットより、3・3センチ以上6センチ未満のヒールが好ましいのです。

平らなところを歩くときは、かかとから足をつくのがひざに最も負担をかけない歩き方です。ハイヒールの場合も、実はかかとから着地しています。そうしないとバランスがとれないからです。歩くときの足の運び方を、かかとから着地するよう意識してください。**ひざによい靴は、かかとが平らなものより少し丸みがあるものです。着地するときに足全体に力が入るような構造になっているので、ひざにダイレクトに衝撃がきません**。靴を選ぶときは、ぜひかかとをチェックして買うようにしてください。

また、女性に多い外反母趾が直接ひざ痛の原因になることはありませんが、外反母趾が進行して足の骨の変形が進むと、足のアーチがなくなり扁平足《へんぺいそく》になってしまいます。こうした症状を持つ方も、履いたときに足のアーチを作る靴を選ぶことが大切です。変形性ひざ関節症などの疾患があれば、保険適用でオーダーメイドの中敷（足底板）を作れます。今はシューフィッターといった足の専門家が常駐する靴屋さんがあるので、ぜひ利用して、ひざを壊さない対策をとりましょう。

「痛みは安静第一」は、実はウソ

「ひざが痛いときは安静に」と信じている方が、実はかなりいらっしゃるのではないでしょうか。第2章でも「動かさないとひざ痛はよくならない」とお話ししましたが、もう一度お伝えします。ひざ痛は動かさないと治りません。痛くても動かしたほうがよいのです。痛みを我慢したり、こらえたりするのはとてもつらい。でも痛みをあまり感じない動かし方があります。

私が患者さんにお勧めしているのは水中ウォーキングです。ひざ痛の方には、プールまで行かなければならないというリスクが多少生じますが、ぜひご家族などに協力してもらって、プールに出かけてみてください。**水中ウォーキングは水の浮力によって、ひざに負担をかけずに足を動かせるので、ほとんど痛みを感じないはずです。**

そして有酸素運動と無酸素運動が同時にできることも、水中ウォーキングをお勧めする理由のひとつです。有酸素運動は酸素を取り込みながら行う運動で、体脂肪を燃やす効果があります。肥満はひざ痛の直接的な原因ではありませんが、筋肉が少なく

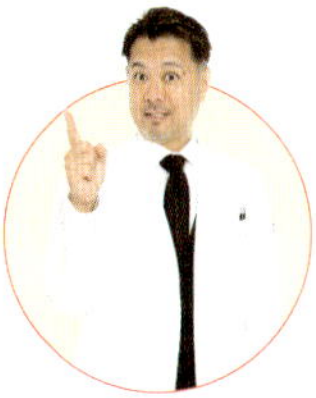

ひざ痛は動かさないと
治りません。
お勧めの運動は
水中ウォーキングです。

体脂肪が多い肥満の方は、ひざ関節が体重を支えきれていない可能性が大なので、ダイエットの必要があります。体脂肪を減らすには有酸素運動が不可欠で、その点、水中ウォーキングはひざに負担をかけず、さらに**水の抵抗を受けながら歩くことで、陸上でのウォーキング以上に短時間で効率よく体脂肪を減らすことができる**のです。

一方で無酸素運動は、短時間に強い力を出して筋肉をつける運動です。陸上でいえば短距離走やバーベルを使った筋力トレーニングで、酸素を使わずに筋肉を収縮させるエネルギーを作ることから、こう呼ばれています。水中を歩くときは、水の抵抗があるために、ももを上げないで歩くことは不可能です。骨盤から脚のすべての筋肉を使って足を持ち上げないと、前に進むことができません。とくに**ももを上げる動きが大腿四頭筋に強い負荷をかけます**。

市区町村やスポーツクラブなどのプールでも、ひざ痛の方が多く水中ウォーキングを行っており、場所によっては専用レーンが設けられています。同じ仲間ができれば運動も楽しくなり、継続につながります。そういった意味も含め、私はひざ痛の方には水中ウォーキングをお勧めしています。

ひざ痛にいいのは、仰向け寝？　横向き寝？

ひざ痛の患者さんから「寝るときはどんな姿勢がひざにはいいのでしょうか？」とよく聞かれます。健康な寝方は仰向けの大の字寝といわれますが、必ずしもそうとは限りません。寝るときの姿勢は、仰向け、横向き、うつぶせなどさまざまですが、ひざによい姿勢と悪い姿勢があります。実は仰向けで天井を見ながら寝るのは、ひざにあまりよくありません。**仰向け寝ではひざがまっすぐ伸びることになるので、これでは脚の筋肉の緊張がとれない**からです。人間の体は、眠りについて緊張が解けるとまっすぐにはならないようにできています。手は力が抜けると丸まりますし、ひじも力を抜くと曲がります。同じように股関節とひざも、力が抜けると必ず曲がります。関節をまっすぐにするというのは、筋肉を緊張させなければできないことなのです。寝ているときこそ、筋肉の緊張を解き放ち、体をしっかり休めなければいけません。

ベッドや布団に**横向きで寝ると、ひざも少し曲がった姿勢で寝ることになります。これで大腿四頭筋などの筋肉がリラックスする**のです。当然、その姿勢だとひざ関節もゆるむので、ひざへの負担が少ないといえます。

寝る姿勢と同じように、「布団は硬いほうがいいのか、柔らかいほうがいいのか」と質問される方がいます。これは一概にどちらがよいとはいえません。私自身は適度に柔らかい布団を薦めますが、それは柔らかいほうがひざが曲がりやすいからです。しかし「出《で》っ尻《ちり》」といわれる体型で腰痛持ちの方の場合、硬い寝具で寝たほうが体が自然な位置に収まります。寝具との相性は、背骨のカーブによって個人差があります。

これだけは確実に伝えたいのが、**60歳を過ぎたら畳（床）での生活はなるべく避けること**です。床の上に布団を敷いて寝ると、立ち上がるときに必ず片ひざをつかなければならず、この動作がひざにはよくないのです。床の上に座ったり、立ったりする場合も同様です。**ベッドやイスなら、座った状態から立ち上がるので、ひざへの負担が非常に少なくなります**。これまで床での生活をしていた方は、ベッドやイスを置いて生活しましょう。ひざを長持ちさせたければ、床での生活を卒業する勇気を持ってください。

ひざ痛は冷やすべきか？温めるべきか？

ひざが痛いとき、はたして冷したほうがいいのか、それとも温めたほうがいいのか。基本は「**炎症があるときは冷やし、慢性の痛みが続く場合は温める**」です。もう少していねいに説明すると、炎症イコール腫れなので、ケガをしてひざが腫れた場合は患部を冷やします。一方で炎症が治ってもひざが痛い場合、ひざ関節周辺の血液循環が悪くなっている可能性があるので、温めることで血液循環がよくなると、痛みも軽くなります。でもこれは実は教科書的な回答です。実際に私が治療する際は、炎症があっても両方行います。つまり冷したあとに温め、そしてまた冷やすのです。

温めて血液循環がよくなると、炎症を起こす物質は血液を介して患部から遠くに運ばれ、同時に壊れた組織を修復する物質が血液を介して患部に流れてきて、その状態で患部を再度冷やせば、炎症が早く治るからです。冷湿布をお風呂上がりに貼る方がいますが、体が温まっているので湿布の成分がより浸透しやすくなる、賢い方法だと思います。自宅でこれをやるなら、「5分冷やし＋10分温め＋5分冷やし」をお勧めします。お風呂場で冷水シャワーと湯船を使えば簡単にできます。

ここまでお伝えしたのはケガによって炎症を起こした「急性期」の対処法です。日常での「立ち上がり」や「歩き始めの一歩」で痛みが出る「慢性期」には、血流が悪くなっていることで痛みが起こることがあります。ではなぜ血流が悪くなっているのでしょうか。その原因は大腿四頭筋などの筋肉の衰えです。筋肉は熱を作り出すので、筋肉があると血流はスムーズですが、筋肉が衰えると悪くなってひざに負担がかかります。ひざ痛が起きているイコール血流も悪いのです。「痛みの悪循環」に陥っている状態です。この悪循環から抜け出すには、**外からひざを温めるより、筋肉を動かして温めるほうが効果的**です。初期のひざ痛なら、最初は痛くても動けば痛みがなくなります。どうにも痛い場合は、室内温水プールで水中ウォーキングをすれば、痛みも気にならず、しっかり筋肉もつきます。筋肉は体の中に火をおこす源のようなもので、体の中からひざを温めることができるのです。**慢性のひざ痛は、入浴で温めるより運動で体の中から温める**。それがひざ痛から逃れる、最も適した方法なのです。

ひざ痛に対する誤解は解けたでしょうか。
それでは次の章では、体操などの保存療法では治らない
末期の変形性ひざ関節症で検討される、
人工関節手術についてご説明しましょう。

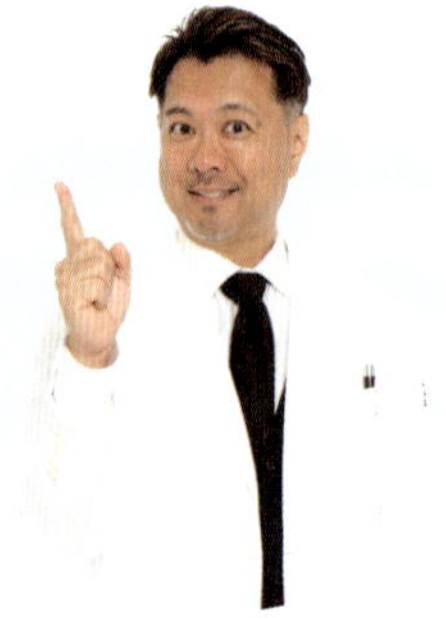

第6章

人工関節手術の最新事情

ひざ痛の初期から中期の場合、薬や運動などの保存療法で治すことができますが、末期の変形性ひざ関節症には人工関節手術が検討されます。人工関節手術の最新事情をお伝えします。

人工関節手術とは？

「保存療法」で治らない場合には、「関節鏡手術」や「骨切り術（高位脛骨骨切術）」といった手術が行われます。さらに末期の変形性ひざ関節症には、人工関節手術が検討されます。簡単にご説明すると、「関節鏡手術」は、ひざに穴を２か所開け、そこからストローほどの太さ（直径４・７ミリ）の内視鏡を挿入して、変形して飛び出た軟骨や骨を削ったり、軟骨や半月板のカケラなどを除去したりします。大きく切開しないので患者さんの負担は少なく、かつ痛みや炎症の原因を取り除くので、術後は痛みや腫れがなくなります。「骨切り術」は、ひざ関節の内側がつぶれてＯ脚になってしまっている脚の骨の一部を切って、重心が内側にこないよう矯正する手術です。

変形性ひざ関節症の最後の手段が「人工関節手術（人工ひざ関節置換術）」です。**ひざ痛も末期となると、歩行が完全に困難になり、寝たきりや車椅子生活を余儀なくされます。でも人工関節手術を行えば、再び歩けるようになります。**現在利用されている人工ひざ関節には、いくつかのタイプがありますが、私はオーダーメイドの人工ひざ関節器械を使います。ＭＲＩの３次元データをアメリカの会社に送ると、オーダーメイドの人工ひざ関節が４週間以内に病院に届きます。ＭＲＩを撮った時点で約１か月後に手術の予定日を決めます。なぜならひざ関節の変形は日々進行するので、ここで時間が空くと合わなくなる可能性があるからです。手術の方法もＭＩＳ（最小侵襲《しんしゅう》手術）という手法です。皮膚や筋肉の切開をできるだけ小さくすることで、出血量も少なく、輸血が必要な場合も、その量が少なくて済みます。つまり患者さんへの負担が最小限にとどめられるのです。傷跡も小さいので、リハビリを早く始められ、入院も最小限。何より早く社会復帰できるのがＭＩＳを採用している理由です。

人工関節には60年近い歴史があり、今や歩くだけでなく、人工関節でスポーツを楽しむ方もたくさんいます。素材や手術の方法は年々進化しています。耐用年数も昔は10～15年と短かったのが、**耐久性が35年以上と延びたので、手術を行う年齢によっては一生使い続けることができる**のです。最新の事情としては、スポーツをするための関節のデザインや手術技術、靭帯機能が正常な人のように動ける人工関節も可能になりました。ロボットやＡＩ技術を用いて患者さんの満足度を高める手術プランニングも可能となり、再手術のための人工関節研究も進んでいます。

人工関節手術の費用はどれくらい？

長年の悩みだったひざの痛みが解消され、そして歩けるようになる。「人工ひざ関節置換術」をぜひ受けたいと思っても、いったい医療費はどのくらいかかるのか。ここは皆さん気になるところかと思います。

これは患者さん個々のケースによって異なりますので、だいたいの金額と思ってください。**人工ひざ関節置換術の費用は、片脚で１８０万円、両脚で２５０万円です。もちろん保険が適用されますので、３割負担の場合は、片足で60万円、両足で90万円になります**。

さらに国民健康保険の場合、70歳未満の標準報酬月額が28万〜50万円の方の月額自己負担限度額は８万１００円となりますが、所得が多い人は限度額が高くなり、少ない人は低くなります。過去1年以内に3回以上高額療養費に該当した場合は、4回目以降の自己負担限度額が引き下げとなります。70歳以上になるとさらに抑えられ、一般所得では５万７６００円です。高齢者でも所得が多いと限度額は高くなり、少ないと低くなります。

いずれにせよ、自己負担限度額を利用すれば、実際に支払う額はかなり少なくて済みます。会社員や公務員の方は所属する組織が加入する保険や共済で、自己負担額が変わると思いますので、ぜひ一度調べてみてください。

この高額療養費制度は、術後や入院後に、医療費の3割を支払った後、高額療養費の支給申請を行って、自己負担限度額を超えた分を払い戻してもらうシステムです。この制度のおかげで、医療費を気にすることなく、誰もが最先端の治療を受けることができます。そして事前に申請することで、医療機関での支払いが自己負担限度額でできるようにもなりましたので、利用したい方は病院や保険組合の窓口などに問い合わせてみるとよいでしょう。

ただし日本の医療制度は、制度の見直しを始終行っていて、今後どのようになるかは予測できません。まずはとにかく、症状が末期に達する前に、予防を心がけてほしいと思います。

検査から手術までの流れ

人工ひざ関節手術を受けることになった場合、検査から手術まではどんな流れになるのでしょうか。

まずは検査です。全身の健康状態を知るため、肺のレントゲン、心電図、呼吸機能の検査、血液検査、尿検査などが行われ、ひざ関節はレントゲンやMRIを撮り、人工関節のオーダーがほぼ同日に行われます。検査後は、どのような手術が行われるのか、手術までの過ごし方や注意事項をご説明します。そして**手術予定日はほぼ1か月後になります**。

そして普通の手術と大きく違うのが「手術日が決まったら、筋トレを開始すること」です。ひざ関節が壊れている方は、大腿四頭筋を始め、筋力が著しく低下しています。**術後は筋肉をつけるリハビリを行うのですが、術前から始めておいたほうがリハビリがスムーズに進み、圧倒的に回復が早い**のです。手術が決まった方は、まず本書の体操を行うことをお勧めします。そして手術までの1か月の間に、禁煙（血液循環の向上のため)、歯の治療(感染症予防のため)などを行うこともお勧めしています。

さて手術当日は、手術室に入ると麻酔をかけられます。ひざ関節手術は麻酔で眠っている間に行われますので安心してください。**麻酔から覚めると、可能な人は足の指や足首を動かす運動を始めます**。足の指をグー、チョキ、パーにしたり、つま先を上下させ足首を動かしたりするなどです。そもそも手術後は、血栓を防ぐために脚の静脈に圧力をかける弾性ストッキングをはいていただきますが、脚を動かすことにも、脚の血栓症を防ぐ働きがあるのです。これは長時間狭い場所に座って脚を動かさないために血栓が生じ、その血栓が肺に飛んで肺塞栓症を起こすエコノミークラス症候群を防ぐのと同じ運動です。

術後は感染症を防ぐために、抗菌薬の点滴をしたり、痛みが強い人には必要に応じて痛み止め薬も処方されます。他にも状態に応じていくつかの薬が処方されますが、いずれも術後の合併症を防ぐためです。とはいえ、術後の痛みで動けず、筋力や体力が低下することによる合併症、いわゆる「周術期合併症」の当院発生率は1%にも満たないものです。

術後はどんな生活を送るのか

手術後は、その翌日から本格的なリハビリがスタートします。とはいっても、**まずは運動というよりは生活をするための動きといったもの**です。ベッドに座る。ベッドサイドで立ち上がる。歩行器を使って少しずつ歩いてみる。これらのリハビリはきちんと知識を備えた理学療法士の指導のもとに行われます。そして回復の状態に応じて、メニューを少しずつ変え、できることを増やしていきます。

歩行器を使って歩けるようになったら、少しずつ距離を延ばしてみます。歩行器でトイレまで行けたら、患者さん自身もうれしいし、さらにやる気が出るでしょう。歩行器の次の段階は、杖を使って歩くことです。杖に慣れ、病室や廊下を歩けるようになったら、階段の上り下りの練習に移ります。このように**すべてのリハビリを無理せず、少しずつ段階を上げて行います**。階段の昇降訓練ができるようになると、さまざまな筋肉を使うようになるので、人工ひざ関節がより自分の体になじんできます。

リハビリは歩行訓練だけではありません。手術の直後はひざを深く曲げることができないので、理学療法士に手伝ってもらって、ひざを動かし、曲げる練習を行います。これをやらないと、ひざ関節が固まってしまうのです。最初は怖いし、人によってはつらいという方もいますが、とても大切なリハビリのひとつです。ひざが動かせるようになったら、第3章で紹介した「タオルつぶし」や「太ももちょい上げ」などのような、ベッドやイスに座った姿勢でも行える体操を行い、ひざまわりの筋肉をきたえていきましょう。これらの体操を行うことによって、人工ひざ関節の動きがだんだんよくなっていきます。

入院期間は個人差があるものの、およそ2〜3週間です。最短で2週間で退院できるでしょう。退院後3か月は重いものを持ち上げないように注意してください。筋肉が十分ついていないうちに重いものを持つと、体重がひざ関節にかかるからです。ひざ関節に負担をかけないためにも、**しっかり脚に筋肉をつけ、急激な体重増加などが起きないよう、運動や食事など、生活を管理しましょう**。

体験談 1

40代でひざを手術し、アスリートに復帰！

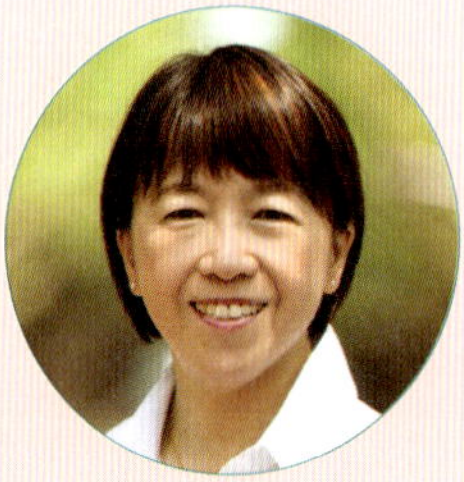

Lottieさん
の場合

私はスカッシュの全日本選手権に出場する現役アスリートです。仕事は外資系製薬会社のインハウスロイヤーで、副業としてIIN™公認ホリスティックヘルスコーチ、ACCA公認アスレティックコンディショニングコーチ・ベーシック、ACCA公認スポーツ栄養スペシャリスト、一般社団法人スポーツアロマ・コンディショニングスポーツアロマ・コンディショニングトレーナー、日本スーパーフード協会認定 スーパーフードエキスパートの資格を所持し、活動しています。

長年、運動でひざを酷使したため、40代半ばで右ひざに違和感が出て、トレーナーさんに相談したところ、紹介されたのが杉本先生でした。検査の結果、内側膝蓋大腿靭帯（MPFL）が伸びきって、ひざのお皿が安定していないことがわかり、**ラテラルリリースという、伸びていないほうの靭帯をゆるめ、調整する手術を内視鏡で行いました。これはしっかりリハビリで筋肉をきたえるのが条件の手法。**アスリートとして復帰する目標があったので、リハビリをがんばり、無事に現役復帰を果たしました。

その約1年後、やはり運動中のジャンプで着地時に同じ右ひざに衝撃を感じ、さらにスカッシュの試合中に足を滑らせた際、前十字靭帯を一部断裂してしまいました。このときも杉本先生に内視鏡による手術で治していただきました。靭帯損傷の場合、術後は足を地面につけません。ひざに負担をかけないリハビリから始め、おもにおしりや腹筋のコアに効くトレーニングを行いました。アスリート向けのかなりハードなリハビリです。入院中は1日6時間ぐらいトレーニングしていたと思います。そもそも杉本先生の病院を選んだのは、トレーナーさんの紹介もありますが、**術前術後のリハビリがとても充実していることからです。理学療法士さんの専門知識もしっかりしていて、退院後の自宅でのトレーニング法も教えていただけます。**

結果として、靭帯を切った4年後に全日本選手権に出場しました。現在は術後10年以上経っていますが、食事療法もトレーニングもしっかり行いつつ、現役アスリートとして不自由なく活動できています。いくつになっても日々運動し、筋肉を維持することは大切です。筋肉は年齢とともに落ちてしまいます。セルフケアを欠かさず、これからも運動を続けたい。生涯現役、心からそう思います。

体験談 2

高齢者こそ、ひざ手術で日常を取り戻すべき

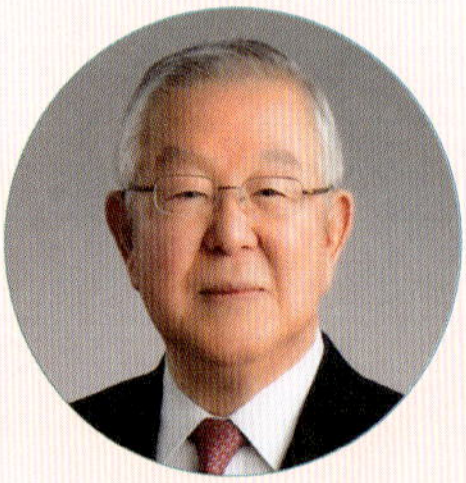

増田隆さん（83歳）の場合

2018年にホテルで転倒し、膝蓋骨を損傷しました。その後、整形外科には通っていたものの、どんどん悪化して、2021年頃から300メートルの距離も歩けなくなってしまったのです。2023年の秋、このままでは車椅子生活になりかねないと手術を考え始めたところ、知人から杉本先生を紹介され、2024年の3月にひざの軟骨の半分を人工軟骨に置き換える手術をしました。入院時の体重は81kgありましたが、術後のひざへの負担を軽減するため減量に努め、退院時には4kg減らしました。**術後4か月で、初めてゴルフに出かけてみました。とはいっても、ティーショットを打ち、上り坂になるフェアウェイなどはスキップしてグリーンを楽しむ、スコアではなくエクササイズのゴルフです。**リハビリを始めた際、1か月で杖を放す、2か月で屋外を散歩して100～200メートル歩く、3か月で1キロ、4か月でゴルフに行くと目標を立てていましたから、見事に達成です（笑）。

ひざの動きに多少硬さを感じるものの、しっかり治っています。でも4年近くほとんど歩けない生活を送ったため、脚の筋力が驚くほど落ち、長い距離や上り坂、階段はまだまだです。今は日々筋力をつけるトレーニングを行っています。家では「太ももちょい上げ」（52ページ参照）や「スクワット」（58ページ参照）を、20回1セットで1日3セットを目標にしています。定期的に理学療法士さんとの運動も行っています。

どうやら無意識に手術したほうの脚をかばっていたようで、体重は均等にのせないとだめだと指摘を受けました。また歩くときは大股を意識すると筋肉がつくそうです。

数年間、脚の痛みを抱えながら生活して思うのは、高齢者ほど早く手術を受けて日常を取り戻すべきということです。痛みを抱えると、すべてに消極的になってしまいます。仕事で行きたい場所があっても出向けない、なじみの店に顔を出したいと思っても、出かける気力が湧かない。そんな4年間を過ごし、もっと早く手術していればと思うばかりです。そして年齢に伴い回復にも時間がかかるので、早く行うに限るのです。**高齢者にとって大切なことは「朝起きて今日やることがある」「会う人がいる」「行く場所がある」。この3つこそ、老化防止の絶対条件です**。今はそんな毎日を送れており、再び日常を与えてくれた杉本先生の手腕に感謝しております。

体験談 3

92歳でも仕事をし、自由に動き回れる生活を満喫

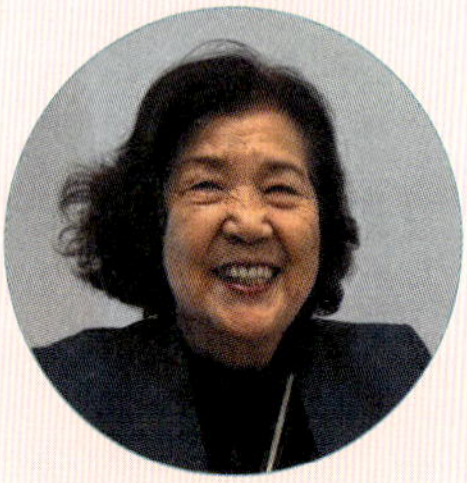

澤井マサ子さん（92歳）の場合

現在92歳ですが、過去に左の股関節と右手首の2か所に人工関節手術をしております。17年ほど前、75歳で両方のひざの軟骨がすり減ってしまったときです。半月板がまるでサメの歯のようにギザギザの三角形になってしまい、その先が神経に当たるとどうしようもないほど痛くて我慢できない状態でした。

そこで杉本先生をご紹介いただき、ひざの骨棘《こつきょく》（骨のトゲ）と半月板を部分的に切除していただきました。内視鏡での手術でしたが、術後、痛みはすっかりなくなりました。

ところが今度は床にひざをつく動作をすると、骨が当たっているような感じがして、ひざをつくのが不自由になってしまいました。先生に相談したところ、ひざにシリコンシートを貼ることで解消しました。

8年前の84歳のときに転倒し、大腿骨を骨折しました。このときも杉本先生に股関

節の人工関節手術をしていただきました。
入院は2週間ほどで、**手術の翌日からリハビリ室で理学療法士の方と一緒に脚を動かし始め、退院してからは1週間に1度のリハビリ、それが月に2回、月に1回となりました。**

今は教えていただいた運動を、自宅でしっかり毎日行っています。必ずやっているのが、イスに座った状態でひざを伸ばす「太ももちょい上げ」（52ページ参照）と、壁に手をついて両方のかかとを上げる「かかと上げ」（56ページ参照）。テレビを見ながらでもできるので、1回に10〜15分程度の運動がしっかり習慣になっています。

転倒防止のために杖をついて歩く生活ではありますが、税務関係の仕事もしていますし、買い物にも不自由なく出かけられます。やはりいくつになっても毎日自分ができる仕事を持ち、人と会話する生活こそが若さの秘訣だと思います。**これからもこの本に出ている体操を日々の習慣とし、自分の足で自由に好きなところを動き回ることができる生活を維持していきたいと思っています。**

スペシャル
体験談

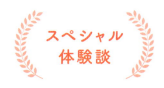

プロゴルファー

1ラウンド歩けるひざに回復できたことに心から感謝

青木功さん（82歳）

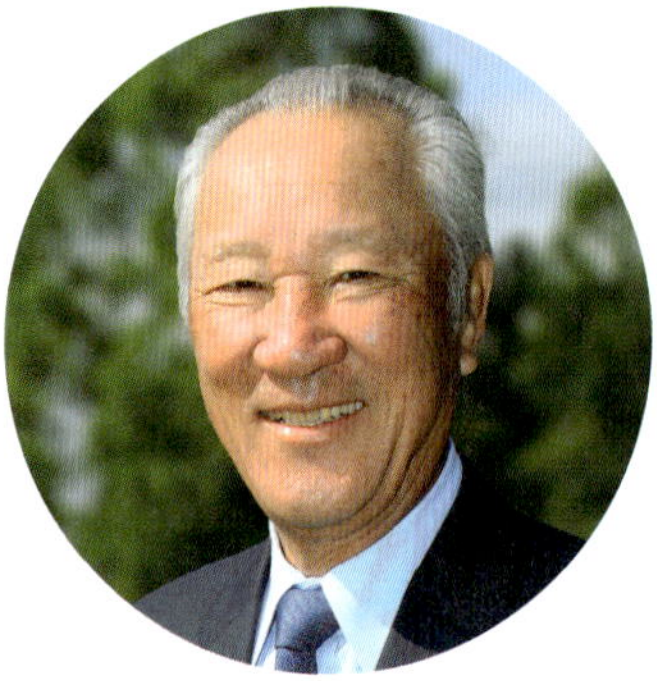

1980年の全米オープンで、4日間にわたって帝王ジャック・ニクラスと死闘を繰り広げ準優勝。1983年のハワイアンオープンにおいては、日本人初の米PGAツアー優勝を果たした青木功さん。2016年から2024年3月まで、日本ゴルフツアー機構会長を務め、2024年10月に文化功労者に選出されました。

僕は、肩と両ひざを手術しているんです。杉本先生に執刀していただいたのは2024年の4月に行った右ひざの手術。右ひざを痛めたのは、軽く水溜まりを避けたときで、ひざの中で何か違和感があり、軽い痛みを感じました。それだけなら病院に行くほどの痛みでもなかったのですが、もともと腰の調子がよくなくて杉本先生に診ていただいていたので、診察の際にひざの状態を話したところ「ああ、水が溜まっていますね」となったのです。検査してすぐに手術をすることになりました。内視鏡手術で剥がれた軟骨を取り除く、いわゆるクリーニングです。

　手術自体は30分程度で、麻酔でひと眠りしている間に終わった感じです。翌日から先生に「歩いてみましょう」と言われましたが、たしかに**術後のひざは曲がらないので、毎日動かさないと固まってしまいます。ですので入院中は毎日リハビリに励みました。**退院後は週に1度のペースで人工関節センター病院に通い、リハビリや傷口の回復具合を診てもらいました。７月になると月に1度の通院になり、ひざの周りに電気を当てたり、ひざの動きを先生に診ていただいたりしていました。その間、やはり自宅でどれだけ自分でケアができるかが回復のカギだと思い、僕の場合は「再びコースに出たい！」という目標があったので、自分でもしっかり運動をしていました。

　実は２０１０年頃に左ひざの半月板を損傷し、このときも内視鏡による手術を受けています（別の病院で）。年齢は70歳手前だったので、まだシニアツアーに出場していました。初日の朝、練習に行くときに砂利を踏んで滑った際、左ひざに痛みを感じたのですが、練習ができたのでそのままスタートしました。でもひざの痛みがどんどん強くなり、2番のティーショットを打つ頃には、脚が踏ん張れなくなってしまったのです。自分の中で「これはちょっとまずい」と危険信号が点滅し、そのまま棄権して、その日が金曜日で平日だったこともあり、ゴルフ場から病院に直行しました。そして翌日の土曜日、内視鏡での手術を受けることになったのです。そのときは損傷の度合いもひどかったせいか、ゴルフに復帰するまでに1年半から2年かかってしまいました。だから今回も1年ぐらいかかるかなと思っていたのですが、今回は手術後しばらくしてリハビリがわりにアプローチの練習ができきました。でもまだコースは回れない。術後初めてラウンドができたのは、3か月後の7月半ばでした。

今も手術前の脚に100％戻れたかといえばそうではないけれど、リハビリのつもりで1ラウンドはしっかり回るようにしています。最初はハーフを回るのも大変でしたが、今はカートに乗るのも18ホール中、1、2ホールだけです。自分の足でほぼ1ラウンド回れるようになりました。8年ほど、日本ゴルフツアー機構の会長を務めていたのですが、イスに座る時間が長い会長職をしていなければ、もう少し筋肉が残っていて回復が早かったかもしれません（笑）。体の維持のためにストレッチやトレーニングをしていますが、現役当時に比べるとずいぶんとおしりが小さくなってしまいました。**プロゴルファーにはおしりの筋肉がとても大事。だから大きなおしりをキープできることも、筋肉維持のバロメーターのひとつだと僕は思っています。**

昔話になりますが、僕ら世代は多少体に痛みがあっても、医師に頼ろうとせず、自分でなんとかしよう、痛みなんて我慢しろと言われ続けてきました。そういう世代です。でも右ひざに違和感があったときは、長年の勘なのでしょうか、早く病院で診てもらったほうがいいと感じ、結果、今に至ります。やはり年齢とともに体の回復は遅くなります。僕はたまたま同年代の人より運動をしているし、歩き方にも気をつけています。そんな僕でも、**歳を重ねるごとに足が上がらなくなってきているのも事実です。この本には術後に僕がリハビリで行った運動が載っているので、皆さんも健康のためにやってみてはいかがでしょう**。

今、こうして回復して、手術を受けた体験を皆さんにお話しできるということが、何よりうれしく、杉本先生に感謝しています。**僕はいくつになってもゴルフを楽しみ、人生を楽しみたい。ぜひ皆さんも、いくつになっても好きなことを楽しんでください。**

おわりに

本書を書くきっかけになったのは、2023年から2024年にかけて「変形性ひざ関節症」と「変形性股関節症」の手術をさせていただいた、歌手の和田アキ子さんの変化を目の当たりにしたことです。ご本人がテレビで病名を公表されていたので、あえてここにも書かせていただきました。アッコさんは関節の痛みに対して、いろいろと試行錯誤され、保存的加療も行ってこられましたが、意を決して手術に向かわれました。手術後の第一歩は怖かったと思いますが、勇気を出してトレーニングを始め、歩行練習も朝夕とがんばり、術後8日目にはテレビ出演できるまでに順調に回復されました。大先輩にこんな言い方は失礼かもしれませんが、脚の痛みが消えてから、その表情がどんどん明るくなり、発言がポジティブに変わっていくのを目にして、やはりもっと多くの患者さまの痛みをなんとかしたい！　との思いを新たにしました。

本書が多くの方々の「勇気の第一歩」のきっかけになればと思います。痛いのに動かすことは、大きな勇気がいるでしょう。でもこの本を手に取っていただければ「できるかも」と思えるはず。ぜひ、ひざが痛いと部屋に引きこもっているご家族にも「一緒にやろう」と声をかけてあげてください。また、サッカーを始めたお孫さんと一緒に、近所のひざ痛仲間と一緒に、体重が増え始めたお嫁さんと一緒に。ひとりでやろうとせず、一緒に運動できる仲間を見つけてください。ひざが痛くない方にとっても、これほど予防になる体操はありませんし、サッカーや野球を始めた小学生にも〝壊れにくいひざ〟を作ることにつながります。若い世代は最新マシンを使ったハードなトレーニングに目がいきがちですが、マシントレーニングの知識がないと、成長線（正式には骨端線《こつたんせん》。成長期に骨が伸び、太くなるのに大切な部分）を傷つけることもあるのです。本書の体操は、そんな成長線にも負担をかけないメニューです。筋肉の強化は、初期のひざ痛の方から人工関節を入れた方まで、あらゆる段階で必要なことです。

ひざは痛くても動かし、きたえる。日々の体操を習慣にして、自由に、買い物に旅行に趣味に出かけてください。充実した日々を送りながら、誰もが素敵に年齢を重ねていただければと心から願うばかりです。

杉本和隆

●著者紹介

杉本和隆（すぎもと・かずたか）
1969年、静岡県生まれ。苑田会人工関節センター病院病院長。1995年、日本大学医学部卒業後、同大学整形外科入局。日本大学整形外科学教室助手や苑田会人工関節スポーツセンター長、杉本再生医療研究所院長などを経て現職。日本人工関節学会評議員、アジア関節外科学会理事、東京都立大学客員教授、一般社団法人四谷ウェルネス理事長。スポーツ医学の権威として多くのアスリートからの信頼も厚い。人工関節の手術では国内屈指の症例数を誇る。

苑田会人工関節センター病院
四谷ウェルネスデンタルクリニック

●体操モデル

さやか
セルフケアトレーナー。セルフケアエクササイズを中心に、都内スポーツクラブや整形外科にて、性別・年齢問わず、個人やグループに対して運動指導を行っている。

●STAFF

ブックデザイン	仲條世菜・鈴木大輔（ソウルデザイン）
装画	K.Nakano / PIXTA
DTP	美創
撮影	植 一浩
図版	宮下やすこ
構成・編集協力	今井 恵
編集協力	須藤和枝（ヴュー企画）

痛みがすーっと消える 魔法のひざ体操
簡単エクササイズで長年の悩みが解消

2024年12月5日　第1刷発行

著　者　杉本和隆
発行人　見城 徹
編集人　福島広司
編集者　鈴木恵美

発行所　株式会社 幻冬舎
〒151-0051 東京都渋谷区千駄ヶ谷4-9-7
電話　03（5411）6211（編集）
03（5411）6222（営業）
公式HP：https://www.gentosha.co.jp/
印刷・製本所　株式会社 光邦

ISBN978-4-344-04336-7　C0095

この本に関するご意見・ご感想は、
下記アンケートフォームからお寄せください。
https://www.gentosha.co.jp/e/